AF462312

L'HOMŒOPATHIE

DANS

LES HOPITAUX

MÉMOIRE

A PROPOS DE

LA PÉTITION DES OUVRIERS DE PARIS

ET DE LA

DISCUSSION AU SÉNAT

(SÉANCE DU 1er JUILLET 1865)

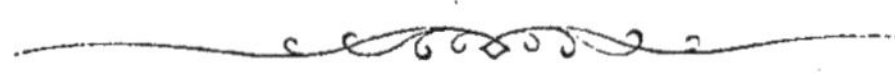

PARIS

CHEZ J.-B. BAILLIÈRE ET FILS

LIBRAIRES DE L'ACADÉMIE IMPÉRIALE DE MÉDECINE

Rue Hautefeuille, 19

LONDRES	MADRID	NEW-YORK
HIPP. BAILLIÈRE	C. BAILLY-BAILLIÈRE	BAILLIÈRE BROTHERS

LEIPZIG, E. JUNG-TREUTTEL, 10, QUERSTRASSE

1865

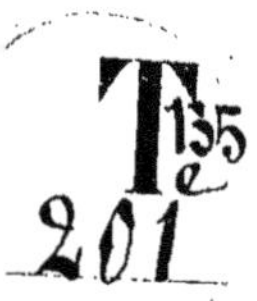

L'HOMŒOPATHIE DANS LES HOPITAUX

MÉMOIRE

A PROPOS DE

LA PÉTITION DES OUVRIERS DE PARIS

ET DE LA

DISCUSSION AU SÉNAT

(Séance du 1er juillet 1865)

Paris. — Typographie de A. Parent, rue Monsieur-le-Prince, 31.

L'HOMŒOPATHIE

DANS

LES HOPITAUX

MÉMOIRE

A PROPOS DE

LA PÉTITION DES OUVRIERS DE PARIS

ET DE LA

DISCUSSION AU SÉNAT

(SÉANCE DU 1er JUILLET 1865)

PARIS

CHEZ J.-B. BAILLIÈRE ET FILS

LIBRAIRES DE L'ACADÉMIE IMPÉRIALE DE MÉDECINE

Rue Hautefeuille, 19

LONDRES	MADRID	NEW-YORK
HIPP. BAILLIÈRE	C. BAILLY-BAILLIÈRE	BAILLIÈRE BROTHERS

LEIPZIG, E. JUNG-TREUTTEL, 10, QUERSTRASSE

1865

L'HOMŒOPATHIE
DANS LES HOPITAUX

MÉMOIRE

A PROPOS DE

LA PÉTITION DES OUVRIERS DE PARIS

ET DE LA

DISCUSSION AU SÉNAT

(Séance du 1er juillet 1865.)

« L'homœopathie, si elle est une erreur, ne peut être réfutée que par l'expérience. » BROUSSAIS.

« On ne m'accusera pas de partialité envers l'homœopathie; eh bien! je crois fermement qu'un médecin guérira plutôt un malade avec des globules, si le malade a foi en l'homœopathie, qu'avec des médicaments, si ceux-ci inspirent de la défiance. » MAGENDIE.

« Le temps n'est déjà plus où des plaisanteries relatives aux doses infinitésimales pouvaient sembler d'assez bons arguments contre l'homœopathie... C'est un devoir aujourd'hui, pour tous les esprits éclairés, d'examiner les prétentions d'une école devenue assez influente pour que plusieurs gouvernements aient cru devoir favoriser son développement par des mesures législatives. »

JOURDAN (de l'Académie de médecine).

Le plus pauvre citoyen, en France, a la liberté de son travail, de sa résidence, de son culte, etc. ; il n'a pas le libre choix du médecin qu'il préfère, de la médecine qui a sa confiance, s'il frappe à la porte d'un hôpital.

Tant qu'il a la force d'aller consulter dans les dispensaires homœopathiques, ou s'il peut être malade chez lui, cette liberté précieuse de s'adresser à un médecin de son choix, privilége des classes plus aisées de la société, ne lui est pas absolument ravie. Il en est complétement privé s'il entre dans un établissement hospitalier (1).

C'est pour demander justice de ce regrettable état de choses qu'avait été signée la pétition récemment adressée au Sénat par un grand nombre (2) d'ouvriers de Paris, désireux d'obtenir, dans les hôpitaux, le bénéfice de la médication homœopathique dont ils ont pu apprécier les heureux effets.

Cette pétition, objet d'un rapport très-favorable de M. A. Thayer (3), et fortement appuyée par un remarquable discours de M. le président Bonjean (4), était ainsi résumée par ce dernier, avec un rare bonheur d'expressions :

« Notre pauvreté nous oblige à recourir souvent à l'assistance publique des hôpitaux ; à tort ou à raison, nous redoutons les procédés, salutaires peut-être, mais habituellement douloureux, de l'ancienne méthode ; à tort ou à raison, nous avons confiance dans la méthode nouvelle ; si elle ne guérit pas mieux que l'autre, au moins nous épargne-t-elle les souffrances du remède, et c'est bien assez du mal de la maladie sans y ajouter celui du traitement. Nous sommes approximativement un dixième de la population (5) ; nous venons vous demander humblement de nous accorder, dans les hôpitaux, une place correspondante à notre nombre. En médecine

(1) Sauf dans deux ou trois petits hôpitaux de province. Voy. l'intéressante brochure de M. Gallavardin sur *les hôpitaux mixtes*. Chez Baillière. Paris, 1861.

(2) Voir le *Moniteur* du 29 juin 1865. — (3) *Ibid.*

(4) Voir *Moniteur* du 2 juillet.

(5) M. Bonjean a établi qu'au Sénat, les partisans de l'homœopathie étaient dans la proportion d'un huitième. Ces deux extrêmes donnent la proportion probable dans les classes intermédiaires de la société.

comme en religion, ajoutent-ils, le salut vient de la foi, nous avons la foi, accordez-nous le salut.

« Voilà, messieurs, résumée d'une façon très-concise, la très-modeste et, j'ose dire, très-touchante pétition qui vous est soumise, et qui ne méritait pas, je crois, les sarcasmes dont elle a été l'objet de la part de notre savant collègue. »

La pétition, en effet, avait été chaudement combattue par M. Dumas, naturel adversaire de la thérapeutique nouvelle, en sa qualité d'ancien professeur de chimie à la Faculté de médecine de Paris ; elle fut ensuite non moins rudement attaquée par M. le procureur général Dupin, habituel ennemi de toute nouveauté ; mais si le talent et les plaisanteries de ces deux orateurs ont enlevé un vote défavorable, il faut dire, et il sera facile de prouver qu'ils ont dû surtout leur succès à des *erreurs de fait*, involontaires sans doute, mais dont l'impression sur le Sénat a été profonde. Quant à la pétition elle-même, il n'en a pas été question. La légitime demande des ouvriers ou habitants pauvres de Paris réclamant, ce qui, d'ailleurs, a existé pendant quatorze ans, au moins dans un service médical (1), la faculté de recourir au traitement homœopathique dans les hôpitaux, cette demande si juste, si fondée, si digne d'intérêt, n'a pu être contestée. Toute la résistance a été dirigée contre l'homœopathie et les homœopathes, comme si ces derniers assiégeaient déjà et allaient prendre d'assaut cette citadelle de l'Assistance publique, si solidement fermée pour eux. Les arguments sérieux faisant défaut, il a fallu s'appuyer sur un document mystérieux, cité, mais non produit au grand jour, et ce document émané de la direction des hôpitaux, mais

(1) Celui du célèbre et si regrettable J.-P. Tessier, de 1848 à 1862.

manifestement rédigé dans un esprit hostile, et sans cette large impartialité qui convient à une grande administration, a donné une physionomie nouvelle à la discussion. Les vieilles objections vulgaires et cent fois réfutées ont été reprises, bien entendu; mais des faits nouveaux, malheureusement dénaturés, ont été jetés dans le débat. Grâce au document dont nous parlons, on a fait le roman, non l'histoire de l'homœopathie dans les hôpitaux, depuis quinze ou vingt ans, et, il faut le dire, c'est surtout par cet historique de fantaisie, par ces faits si contraires à la réalité, mais à la réfutation desquels les éléments manquaient au Sénat, que la bonne foi de nos illustres adversaires a été surprise.

La cause que nous avons l'honneur de défendre réclame donc impérieusement que la vérité soit rétablie, que les faits soient replacés sous leur véritable jour, qu'on révise, en un mot, avec les pièces authentiques et les preuves à l'appui, un procès mal instruit, pour en appeler de l'opinion induite en erreur à l'opinion mieux informée.

Qu'on ne s'attende pas à des représailles. Il ne nous convient pas de recourir à cette arme du ridicule si facile à tourner contre les meilleures choses, et en particulier contre un art aussi digne du respect de tous que l'art de guérir. On a fait justement remarquer au Sénat que l'homœopathie n'avait pas seule le privilége de faire rire, et que d'ailleurs Molière n'avait pas tué la médecine.

Qu'on n'attende pas non plus ici une exposition dogmatique, seulement à sa place dans une discussion scientifique ou devant un corps savant. Il suffit de savoir que l'homœopathie consiste surtout dans l'emploi de médicaments capables de guérir, chez les malades, des phénomènes morbides semblables à ceux que ces médicaments produisent sur l'homme sain (1); et que cette médication, si injustement tournée en ridicule, n'est contraire ni à la raison (2), ni à l'expérience (3), ni même à la tradition (4): — *ni à la raison*, puisqu'elle ne veut mettre en usage que des instruments bien

(1) « Le *poison* est *médicament*. Le mot φαρμάκον a ce double sens ; ce qui tue peut guérir; ce qui est morbigène est morbifuge ; ce qui produit la maladie peut la guérir. » (M. Imbert-Gourbeyre, *Lectures sur l'homœopathie.*)

(2) « Le premier devoir de l'artiste, dit Hahnemann, est de posséder la connaissance la plus parfaite des instruments de sa profession ; mais, hélas ! personne ne croit que tel est le devoir du médecin. En effet, jusqu'à présent aucun médecin, que je sache, ne s'est inquiété de rechercher ce que les médicaments produisent par eux-mêmes, c'est-à-dire les changements qu'ils amènent dans le corps à l'état de santé, pour que de là on voie clairement à quelles maladies en général ils conviennent. » (Hahn., *de Viribus medicamentorum positivis.*) — Cette manière d'envisager la thérapeutique n'est-elle pas plus raisonnable et mieux fondée que toutes les hypothèses gratuites et antiphysiologique du *strictum* et du *laxum*, de l'*intempérie des humeurs*, des *âcres*, de l'*asthénie*, de l'*irritation*, de l'*iatro-chimie*, de l'*iatro-mécanique*, des *poisons morbides*, etc., etc., qui sont la plaie de l'ancienne médecine.

(3) La *matière médicale* de Hahnemann, qui est le résultat d'une expérience personnelle d'un demi-siècle, est aussi le résumé de l'expérience des médecins de tous les temps. MM. Trousseau et Pidoux, qui depuis...., mais alors ils rendaient aux homœopathes un hommage sincère, ont laissé échapper l'aveu suivant : « .... Doués de beaucoup de patience et d'attention, n'opérant jamais qu'avec des substances simples, ils (les médecins de l'école de Hahnemann) ont constitué leur matière médicale pure, d'où sont sorties beaucoup des notions très-précises sur les propriétés dynamiques des médicaments et sur une foule de médicaments que *nous ignorons trop en France.* » Et d'ailleurs : « l'expérience a prouvé qu'une foule de maladies étaient guéries par les agents thérapeutiques qui semblent agir dans le même sens que la cause du mal auquel on les oppose ; » enfin : « la doctrine homœopathique ne mérite certainement pas le ridicule que les applications thérapeutiques des homœopathes lui ont valu. Lorsque Hahnemann émit le principe *similia similibus curantur*, il prouva son dire en l'appuyant sur des faits empruntés à la pratique des médecins les plus éclairés. »

(4) Hippocrate, Basile Valentin, Paracelse, Jérôme Cardan, Stahl, ont enseigné et pratiqué le *similia similibus curantur*, qui s'est toujours conservé daus la tradition médicale.

éprouvés d'avance, et suivant une loi naturelle nommée loi des semblables ou loi de similitude, formulée dans l'ancienne médecine elle-même ; — ni *à l'expérience*, puisque c'est l'expérience qui a révélé cette médication, c'est l'expérience ou l'observation qui l'ont confirmée, enfin c'est l'expérience qu'elle ne cesse d'invoquer ; — ni même *à la tradition*, puisque c'est la tradition qui a recueilli et transmis la *loi des semblables* qu'Hahnemann n'a pas précisément inventée, bien qu'il l'ait admirablement transformée et qu'il en ait fait une merveilleuse découverte ; puisque le *simile* comme le *contraria* se trouve déjà dans Hippocrate ; puisque la plupart des grands médecins, on peut le dire, appliquant cette loi, ont été homœopathes sans le savoir ; puisque les médicaments les plus anciens, les plus connus, les plus universellement employés peuvent produire des maux analogues à ceux qu'ils guérissent, comme le quinquina, le mercure, l'arsenic, la belladone, etc. (1).

(1) Tel est le fait immense qu'a proclamé Hahnemann, que l'expérience a vérifié depuis plus de soixante ans dans les deux mondes, que la tradition elle-même confirme, qu'a consacré le témoignage de milliers d'expérimentateurs et de médecins. Le café cause et guérit l'insomnie, le tabac détermine le vertige et le guérit. L'ipécacuanha purge et remédie à la dysentérie ; il en est de même du calomel. Le mercure produit l'angine et la stomatite, et le mercure est le remède de ces deux affections. L'empoisonnement par l'arsenic ressemble au choléra, et l'arsenic peut guérir le choléra. La fleur d'oranger donne et guérit certains accidents nerveux. — La belladone, qui produit une éruption scarlatiniforme, préserve de la scarlatine. L'inoculation du cowpox, qui produit la vaccine, et le vaccin qui la reproduit, préservent de la petite vérole. — Le soufre, l'arsenic, les cantharides, provoquent des éruptions cutanées et sont d'héroïques remèdes contre les affections de la peau. L'arsenic et le quinquina, qui sont *fébrigènes*, sont fébrifuges. « On ne peut toucher au moindre médicament.... sans rencontrer à chaque pas la démonstration de la loi de similitude.... ; la loi des semblables sort des entrailles mêmes de l'observation. » En effet, les mêmes mots dans les langues anciennes expriment l'idée de *poison* et de *médicament : ce qui tue peut guérir, ce qui est morbigène est morbifuge.* « Dieu, dit Van Helmont, n'a pas voulu que les poisons fussent pour nous des agents nui-

Aussi contre cette *nouveauté* non moins ancienne que la médecine, contre cette *illusion* que l'expérience confirme chaque jour, contre cette *absurdité* si conforme, quand on y regarde de près, aux règles de la raison, aux procédés de la nature, est-il dangereux d'invoquer des objections spécieuses, mais sans fondement, ou des faits mal vérifiés. C'est ce que nous espérons prouver.

Les trois principales objections de *fait* opposées à la pétition et qui ont si gravement pesé sur le vote du Sénat ont été : 1° la prétendue décadence de l'homœopathie; 2° la prétendue tolérance de l'administration hospitalière et la possibilité pour les médecins homœopathes d'arriver aux hôpitaux par la voie du concours; 3° les prétendus insuccès de l'homœopathie dans les établissements hospitaliers.

Nous répondrons d'abord à ces trois points, vu leur importance et le rôle qu'ils ont joué dans la discussion. Les objections dogmatiques auront ensuite leur tour.

sibles. Il n'a pas fait la mort ni le poison pour nous tuer ; mais il a voulu que, par notre industrie et notre science, les poisons fussent changés en des gages de son amour, dans l'intérêt de l'humanité et pour combattre les maladies.... » (*Art médical*, juillet 1865. Analyse des lectures de M. Imbert-Gourbeyre.)

PREMIÈRE PARTIE

I

PRÉTENDUE DÉCADENCE DE L'HOMŒOPATHIE.

« L'homœopathie, a-t-on dit, a parcouru le monde; elle a eu un succès momentané, éphémère, dans l'opinion de certains pays où elle a été abandonnée ensuite » (1).

Voilà trente ans au moins que la mort de l'homœopathie est périodiquement proclamée par les Académies, par les Sociétés savantes, par les Facultés, par les journaux. C'est une tactique de guerre pour donner le change à l'opinion, mais qui a fait son temps et qui ne trompe plus personne. Si l'homœopathie est si bien morte, qu'avez-vous besoin de la combattre avec tant de chaleur et d'éloquence? Comment cette ombre empêche-t-elle de dormir des savants qui ne devraient qu'en rire et la laisser rentrer d'elle-même dans le néant? Ou s'il ne reste qu'un souffle de vie à cette *aberration d'un cerveau malade*, pourquoi lui refuser ce qu'elle demande, un théâtre sur lequel elle ne peut tarder à succomber infailliblement et misérablement, aux yeux de tous et à la plus grande confusion de ses adeptes?

Quoi qu'il en soit de ces contradictions, et sur la foi de *deux médecins venus d'Allemagne*, *de deux fonctionnaires envoyés en Angleterre* (2), le savant adversaire de l'homœo-

(1) M. Dumas, *Moniteur* du 2 juillet.
(2) *Id.*, *ibid.*

pathie déclare sans autre preuve qu'elle est en pleine décadence dans ces deux pays. Peu lui importe que malgré les obstacles, les persécutions, les préjugés, aussi vivants au delà qu'en deçà de la Manche et du Rhin, que malgré le peu d'ancienneté de l'homœopathie, le défaut d'enseignement public, la difficulté du recrutement, si l'on peut s'exprimer ainsi, il y ait près de six cents homœopathes connus, pratiquant publiquement en Allemagne, et près de trois cents en Angleterre (1), onze Sociétés médicales homœopathiques, et cinq journaux allemands, huit associations et quatre journaux anglais. Nous passons sous silence d'innombrables dispensaires chez les deux nations, et nous arrivons aux hôpitaux.

« L'hôpital homœopathique de Londres contient 50 lits; un certain nombre étaient vides, d'autres étaient occupés par des malades de chirurgie. D'après ce qu'*on* a vu, il a *semblé* que cet établissement n'avait rien de sérieux » (2).

Un pareil témoignage, dans la bouche d'un sénateur, est grave. Comment mettre en doute des faits aussi nettement, aussi sérieusement articulés? Et cependant, il le faut bien, en présence du rapport officiel et authentique, lu dans l'Assemblée générale et annuelle des administrateurs et des fondateurs dudit hôpital, le 28 avril dernier. Ce n'est pas pour les besoins de la cause que se tenait pour la quinzième fois, deux mois avant la discussion du Sénat, cette réunion dont le procès-verbal nous est consigné dans la presse anglaise (3).

(1) Voy. leurs noms, leurs résidences et leur nombre, *Annuaire Catellan : Statistique.*

(2) Voy. même discours, *ibid.*

(3) QUINZIÈME RÉUNION ANNUELLE DES FONDATEURS ET SOUSCRIPTEURS DE L'HÔPITAL HOMŒOPATHIQUE DE LONDRES.— I. *Rapport du conseil d'administration.* L'assemblée générale annuelle des administrateurs et des

Nous en demandons pardon à l'éditeur responsable du fameux rapport secret, mais il est absolument contraire à la vérité : 1° que la moitié des lits aient été occupés par des malades de chirurgie, puisque 20 *cas d'af-*

souscripteurs de l'hôpital homœopathique de Londres a eu lieu pour la quinzième fois, le 28 avril dernier, dans la salle du conseil de cet hôpital.

L'honorable lord Ebury présidait l'assemblée.

Le secrétaire, M. John Warren, a donné lecture du procès-verbal de l'assemblée précédente, puis du rapport de cette année, dont nous extraierons les passages suivants. L'opportunité de cette situation ne saurait être méconnue en présence des rapports communiqués à M. Dumas par l'administration de l'assistance publique parisienne.

Le progrès a continué cette année, comme la précédente, tant dans le nombre des malades admis à l'hôpital que dans le revenu de cet établissement.

Le nombre total des malades traités en 1864 a été de 4,509, sur lesquels 482 ont été reçus dans les salles, et 4,027 soignés à la consultation. La comparaison avec les chiffres de 1863, qui dépassaient eux-mêmes ceux de l'année précédente, nous montre une augmentation pour l'année 1864 de 30 malades internes et de 232 externes, Depuis la fondation de l'hôpital, en avril 1850 jusqu'au 30 décembre dernier, des soins médicaux y ont été donnés à 45,990 cas, dont 3,243 ont été traités dans les salles et 42,747 à la consultation.

Le tableau des 482 cas soignés dans les salles en 1864 comprend trois classes : 56 cas de maladies épidémiques et contagieuses, 406 de maladies sporadiques et 20 de maladies chirurgicales. Ainsi, 20 *cas de maladies chirurgicales sur* 482 malades ; et on a rapporté à M. Dumas que les lits étaient vides ou occupés par des blessés ! Ainsi l'on écrit l'histoire ! D'un autre côté, le journal qui nous fournit ces détails donne dans ses numéros de nombreuses observations cliniques recueillies dans les salles du chirurgien de l'hôpital, le Dr Jeldham, et la plupart des observations sont exclusivement médicales.

Quant aux vacances des lits, elles sont peu probables ou au moins fort exagérées en présence de ce fait : le conseil d'administration espère pouvoir adjoindre aux bâtiments actuels de l'hôpital une petite maison adjacente destinée à l'établissement de salles qui seront plus spécialement consacrées aux sujets atteints de maladies contagieuses.

Revenons au tableau. Sur 482 malades, 235 sont sortis guéris, 54 ont éprouvé une grande amélioration dans leur état, 104 furent soulagés, 18 sont morts et 39 étaient encore en traitement.

La proportion des guérisons et celle des décès en 1864 ont été plus favorables que celles de 1863 : les guérisons se sont élevées de 44 3/4 0/0 à 48 3/4, et les décès sont tombés au-dessous de 3 3/4 0/0, chiffre de 1863. Cette double proportion est d'autant plus satisfaisante que le pre-

fections dites chirurgicales seulement ont été traités en 1864 sur 482 *malades;* encore plusieurs de ces cas, d'après les relations du Dr Yeldham, chirurgien de l'hôpital, étaient-ils purement médicaux ; 2° il est également inexact que

mier trimestre de 1864 a été signalé par une grave épidémie de typhus, dont les salles de l'hôpital ont reçu un grand nombre de cas.

Le revenu total de l'hôpital en 1864 a été de 2,218 liv. st. 19 sch. 4 d. (environ 55,475 fr.); comparé à celui de 1863, il offre un accroissement de 298 liv. st. 17 sch. 6 d. (environ 8,470 fr.), et de 478 liv. st. (environ 11,960 fr.) sur celui de 1862. Les souscriptions, qui étaient de 910 liv. st. 6 sch. en 1863, se sont élevées à 975 liv. st. 16 sch. (24,375 fr.) en 1864, soit environ 1,625 fr. d'augmentation.

Les dépenses ont été de 1,863 liv. st. 7 sch. (soit 46,583 fr.), supérieures de 7,175 fr. à celle de 1863. Cet accroissement de dépenses est parfaitement expliqué par le chiffre des admissions et par les frais extraordinaires qu'ont nécessités les cas nombreux de typhus dont nous avons parlé. La somme de 665 liv. st. 12 sch. (environ 16,625 fr.) a été reportée au compte capital de dotation.

En outre, le banquet qui a précédé la réunion de quelques semaines a produit la somme de 1,156 liv. st. 6 sch. (28,909 fr.), avec laquelle on espère acquérir la petite maison dont nous avons plus haut indiqué la destination.

Le rapport se termine par des remercîments très-mérités pour les fondateurs et les soutiens de l'hôpital, dont les libéralités ont « *garanti la prospérité de l'établissement* »; puis par l'espoir bien fondé que l'importance de cet établissement augmentera d'une manière proportionnelle au nombre de ceux qui ont confiance dans le traitement homœopathique.

Tout cela est loin du tableau fourni officieusement à M. Dumas et qui lui a servi d'argument, devant le Sénat, pour combattre la pétition des ouvriers de Paris.

II. Pour donner une idée du progrès de la réforme hahnemannienne en Angleterre, le président de l'assemblée a cru devoir donner lecture de l'adresse suivante, qui forme la dédicace au vénérable Dr Quin d'un livre publié par le médecin en chef de l'hôpital homœopathique, M. Rutherfurd Russel (1); nous en donnons à notre tour une traduction à nos lecteurs, et nous serions heureux qu'elle pût tomber sous les yeux de M. Dumas et rectifier les informations erronées qui lui ont été transmises :

« Cher docteur Quin, il y a maintenant vingt et un ans que la Société homœopathique britannique a été fondée. On se réunissait alors chez

(1) *Sur le traitement du rhumatisme, de l'épilepsie, de l'asthme et des fièvres*, leçons cliniques faites à l'hôpital homœopathique de Londres, par le Dr R. Russell.

la plupart des lits y soient vides, puisque 500 malades environ atteints de maladies sporadiques, épidémiques ou contagieuses, y sont traités dans le courant d'une année, sans compter plus de 4,000 malades admis à la consultation ; 3° il n'est pas moins inexact de dire que cet hôpital *n'a rien de sérieux*, puisqu'il existe depuis quinze ans, puisqu'il a pour patrons et pour présidents de très-hauts personnages, tels que la duchesse de Cambridge, le duc de Beaufort, l'archevêque de Dublin, le comte d'Albermale, le comte d'Essex, lord Gray, lord Page, lord

vous, et l'assemblée n'était certes pas nombreuse. Deux ans plus tard, vous avez prononcé votre premier discours annuel devant le petit nombre de disciples de Hahnemann qui vous entouraient. Dans ce discours, vous proposiez l'exécution progressive des projets suivants :

« 1° D'assurer un local spécial aux séances de la Société ;

« 2° De créer une bibliothèque ;

« 3° De fonder un hôpital ;

« 4° De faire connaître les opérations intéressantes recueillies dans cet hôpital ;

« 5° De publier des monographies sur le traitement des diverses maladies.

« Quand on songe que vous vous adressiez alors à huit ou dix collègues, il est probable que la plupart de ces projets, s'ils ne furent pas regardés comme des rêves, durent au moins paraître d'une exécution fort éloignée. Que voyons-nous cependant aujourd'hui? Un hôpital de soixante lits, des fonds suffisants pour l'agrandir et un capital considérable qui s'accumule pour lui constituer une dotation. Dans cet hôpital, une salle spacieuse et commode pour les réunions des membres de la Société, et, près d'elle, une bibliothèque renfermant les ouvrages homœopathiques les plus importants, ainsi qu'un grand nombre de bons livres de médecine classique.

« Un journal trimestriel, *The Annals of the London homœopathic Hospital, and the Transactions of the British homœopathic Society*.

« Ce qui reste à faire, pour compléter votre programme, c'est la publication non interrompue de monographies comme celles dont vous et d'autres avez enrichi nos recueils périodiques. Si le contenu de ce livre vous paraît répondre, jusqu'à un certain point, à l'idée que vous vous étiez formée d'une leçon clinique, j'espère que sa publication contribuera à réaliser votre cinquième projet, etc...

« *Signé* : J. RUTHERFURD RUSSELL. »

(Extrait et traduit de *The Annals of the British homœopathic Society and of the homœopathic hospital*, par le Dr ESCALLIER.)

Ebury, etc., etc.; puisqu'il a pour médecins consultants le célèbre Dr Quin, MM. Hamilton et Russell, pour médecins ordinaires, deux chirurgiens et trois médecins adjoints; puisque son budget annuel s'élève à plus de 55,000 fr., et ses dépenses à plus de 46,000 fr.; puisque depuis sa fondation jusqu'au 31 décembre dernier, des soins médicaux y ont été donnés à 45,990 malades, dont 3,243 ont été traités dans les salles, et 42,747 à la consultation; puisque enfin tout y est en progrès: et le *nombre des lits* portés de 50 à 60, et les bâtiments auxquels une petite maison adjointe va être ajoutée pour recevoir, d'une manière spéciale, les sujets atteints de maladies contagieuses, et *la proportion des guérisons* en regard des décès: les premières se sont élevées de 44 3/4 à 48 3/4 0/0, et les décès sont tombés au-dessous de 3 3/4 0/0, chiffre de 1863, dans cette même année de 1864, signalée cependant par une redoutable épidémie de typhus.

Cela dit, en réponse aux assertions émises en plein Sénat sur l'hôpital de Londres, ne serions-nous pas en droit d'ajouter: *ab uno disce omnes;* mais passons à l'Allemagne.

« Voici ce qu'un médecin allemand qui est en ce moment même à Paris et dont le *talent donne toute espèce de garantie*, me permet de dire au Sénat (1):

« Il n'existe, *à ma connaissance*, qu'un service homœopathique à Vienne; encore n'est-il pas officiel (2); *de*

(1) Même discours, *ibid.*

(2) Sans doute le caractère officiel est rarement accordé à l'enseignement et aux hôpitaux homœopathiques; mais y a-t-il quelque chose à Paris qu'on puisse comparer à l'enseignement homœopathique du Dr Fleischmann, à la Faculté de Vienne, au même titre que les *privat docenten*, sans doute, mais annoncé sur la liste des cours officiels, avec

mon temps, du moins, il était dans un hospice privé dirigé par des frères, mais ouvert au public. Je ne sache pas qu'il existe de service d'homœopathie dans les autres centres scientifiques de l'Allemagne..... »

A Vienne même il n'y a effectivement qu'un seul hôpital, celui de Leopolstad, fondé en 1850, et possédant 80 lits, moitié pour l'allopathie et moitié pour l'homœopathie, les malades ayant la liberté de choisir, en entrant, le mode de traitement qu'ils préfèrent; mais il y a, près de Vienne, deux autres établissements hospitaliers, celui de Gumpendorf, ayant 80 lits environ, et celui de Sechshaus de 160 lits. A ces hôpitaux, il faut joindre celui de Linz, en Autriche, celui de Steyer, près de Linz, deux en Hongrie (Güns et Gyongyos), un en Moravie (Kremsier), celui de Nechanitz (en Bohême), enfin celui de Lauban, dans la Silésie prussienne.

Passant ensuite brusquement en Amérique, M. Dumas prétend que l'homœopathie n'a eu qu'un succès éphémère au Brésil, où grâce à la confiance de l'empereur elle s'est vue dotée d'une faculté spéciale et d'un enseignement particulier, puis qu'elle est *tombée dans la déconsidération la plus complète, et qu'enfin elle a entièrement disparu de Rio-Janeiro.*

Or, voici comment l'homœopathie a disparu de cette capitale. Elle y est représentée par 47 médecins, dont on trouvera les noms dans la note ci-jointe (1), par

l'autorisation et dans les amphithéâtres de la Faculté ? (Voy. le rapport de M. Jaccoud au ministre de l'instruction publique sur l'organisation des Facultés de médecine en Allemagne.)

(1) Noms des médecins homœopathes de Rio-Janeiro.

Alexandre José de Mello Moraes.
Alexandre Mendes Calaza.
Antonio de Castro Lopes.
Antonio Ferreira de Andrade Neves.
Antonio Rodrigues de Oliveira.
Antunes de Abreo.

6 pharmacies, par un hôpital mixte, celui de Saint-Jean-de-Dieu dans lequel elle possède 40 lits, par 34 dispensaires, enfin par un journal (1).

Argemiro Antonio Correa do Rego.
Braz Chalreo.
Canavarro (A.-D.-V.), inspecteur de santé aux Amazones.
Carlos Chidloe, ex-médecin de l'hôpital de la Charité, à Maranhao.
Cesario Eugenio Gomez de Araujo.
Clarimunda Silva (J.)
Duque Estrada.
Dores Rovisco.
Eduardo de Miranda.
Emilio Germon.
Ewerton (A.-H.).
Fernandez Coelho.
Ferreira Paes.
Francisco Justiniano Bernardo.
Francisco Nunez Amado de Aguiar.
Francisco de Paula Travassos.
Jacintho Rodrigues Pereira Reis, membre de la commission centrale d'hygiène publique; directeur de l'Institut de vaccine de l'Empire; membre de l'Académie impériale de médecine; chirurgien de la chambre de S. M. l'Empereur du Brésil.
Jacintho Soares Rebello.
Joaquin Antonio de Faria.
Joaquin José da Silva Pinto.
Joaquin Antonio da Costa Sampaio.
José Antonio de Andrade.
José Carlos Pinto.
José de Souza e Silva.
José Henrique de Medeiros.
José Manoel de Moraes.
Magalhaes Calvet.
Manoël Gomes da Silva.
Marcellino.
Maximiano Antonio de Lemos.
Maximiano Marques de Carvalho.
Nascimento Silva (C.).
Olivera Vereza (J.-R.).
Paitre.
Pedro Bandeira de Gouvea.
Pragana (M.-C.-X.).
Saturnino Soares de Meirelles.
Siqueira (J.-J.).
Thomas Cochrane.
Vicente José Lisboa.
Vithena (P.-J.).

(1) Voici une lettre toute récente qui répond encore à l'assertion de M. Dumas sur le Brésil.

Rio-Janeiro, 4 août 1865.

« L'homœopathie est connue ici, au Brésil, depuis 25 ans : elle a toujours gagné du terrain, et aujourd'hui il n'y a pas de famille, riche ou pauvre, qui n'ait pas joui de ses bienfaits.

« Il y a à peu près quatre-vingts médecins homœopathes dans tout l'empire du Brésil, médecins qui ont passé leurs examens dans les Facultés du Brésil ou dans les pays étrangers, et sont autorisés par les lois du pays à exercer la médecine.

« Tous ces médecins ont une clinique dans cette capitale du Brésil. Nous avons aussi six pharmacies homœopathiques bien fournies de médicaments, et qui sont continuellement occupées à en faire des expéditions pour les provinces. Il n'y a pas de fermier, petit ou grand, dans

La seule assertion vraie dans le passage en question, c'est la disparition de la Faculté de médecine et de l'enseignement dit officiel; mais, en supposant démontré le fait de la *guerre intestine* dont a parlé M. Dumas, fait qu'on pourrait retrouver dans d'autres Facultés que dans la Faculté éphémère de Rio-Janeiro, fait d'ailleurs qui ne prouve rien contre l'homœopathie, il faut savoir que la création de cet enseignement autorisé était due à l'initiative ardente, mais peut-être trop hâtive du Dr Mûre; que cette Faculté n'en était pas une puisqu'elle ne pouvait donner que des certificats d'étude et non des diplômes; et que rien, ni sanction pratique, ni autorité réellement officielle, ni intérêt véritable ou absence assurée de péril pour les élèves, toujours maintenus sous la férule de la vieille Faculté, rien absolument ne rendait viable ce simulacre impuissant d'école.

Le savant adversaire de l'homœopathie s'est bien gardé de parler du reste de l'Amérique et particulièrement de l'Amérique du Nord, où près de 1,600 médecins représentent la réforme hahnemannienne (1). Il n'eût pas pu

l'intérieur du pays, qui n'ait sa pharmacie avec les livres nécessaires, pour administrer à ses domestiques cette médecine.

« Elle est aussi introduite dans les hôpitaux publics; elle a une infirmerie dans l'hôpital de Saint-Jean-de-Dieu, entretenue par une société de bienfaisance portugaise; une autre dans l'hôpital de Saint-François-de-la-Pénitence; une autre à l'hôpital du Carme. Tous les mois, les médecins de l'un et de l'autre système donnent un rapport statistique de la guérison et de la mortalité, et les journaux ont certifié que la mortalité est moindre dans les infirmeries homœopathiques que dans les allopathiques.

« La grande réputation de la nouvelle médecine a été fortifiée dans cet immense pays surtout pendant les épidémies de fièvre jaune et de choléra-morbus, où elle a répandu de grands bienfaits.

« Sur la clinique de la nouvelle médecine, on écrit tous les jours, en portugais, des articles très-importants.

« Agréez, etc. Dr Maximiano Marques de Carvalho. »

(1) Sans compter les particuliers, les mères de famille, dont un très-grand nombre, aux États-Unis, connaissent les éléments de l'homœopa-

nier l'existence de deux colléges ou facultés : l'une, celle de Philadelphie, ayant un doyen et neuf professeurs ; celle de Cleveland dans l'Ohio, pourvue de onze chaires, jouissant toutes deux des priviléges d'institution d'État et recevant des docteurs. On n'eût pas pu davantage passer sous silence quatre hôpitaux à Philadelphie, à Chicago, à Boston, sept journaux, de nombreux dispensaires, de plus nombreuses sociétés répandues sur toute la surface de l'Amérique du Nord, depuis le Canada jusqu'à la Nouvelle-Orléans.

M. Dumas cite ensuite un autre document aussi authentique, aussi précis, et, comme on va le voir, aussi exact que les précédents sur l'état de décadence de l'homœopathie dans la seconde ville de France, à Lyon ; « A Lyon, l'homœopathie a perdu beaucoup de terrain depuis quelques années. Il n'y a plus ici, *je crois*, qu'un homœopathe orthodoxe. »

Devant la protestation toute récente (1) des neuf mé-

thie et en font usage, armés de leurs manuels et de leur pharmacie portative.

(1) *A M. le Directeur du* MONITEUR UNIVERSEL.

Monsieur le Directeur,

Dans la séance qu'a tenue le Sénat le 1er juillet 1865, M. le sénateur Dumas a prononcé, au sujet de l'homœopathie, un long discours inséré au *Moniteur universel* du 2 juillet.

Voulant établir, dans ce discours, que le nombre des médecins homœopathes décroît en France, à Lyon, par exemple, M. Dumas a cité textuellement les lignes suivantes que lui adressait son correspondant particulier de Lyon (voy. le *Moniteur*, p. 960, 3e colonne) :

« Il n'est peut-être pas inutile de vous apprendre qu'à Lyon, dit ce correspondant *anonyme*, l'homœopathie a perdu beaucoup de terrain depuis quelques années. Il n'y a plus ici, *je crois !* qu'un homœopathe orthodoxe ; les autres, ou ne s'en tiennent plus aux prétendus semblables, victorieusement contestés, comme vous le savez, ou bien ont renoncé aux doses infinitésimales, également contestées, ou bien font de la médecine éclectique, ou encore pratiquent celle des deux méthodes que choisissent leurs clients. » . . . .

Dans l'intérêt de la vérité et de notre honneur, nous sous signés, médecins homœopathes de Lyon : MM. les Dr Chazal, Emery, Frestier, Gallavardin, Lembert, Noack père, Noack fils, Rapou, Servan, réclamant contre les affirmations quasi dubitatives, mais absolument fausses du correspondant anonyme de l'orateur du Sénat, nous ne croyons devoir rien ajouter, pas même que le nombre des médecins de la nouvelle école a augmenté de deux depuis quelques années, malgré la mort du vénérable Desguidi, et que celui des dispensaires a été porté de deux à trois, comme le chiffre des consultations, de 2,000 par an, est aujourd'hui de 4,000.

On peut juger, par ce qui précède, de la valeur des preuves données pour démontrer la décadence de l'homœopathie. Est-ce à l'aide de quatre renseignements

decins à Lyon, appliquant la méthode homœopathique, nous croyons devoir protester contre ces allégations d'un correspondant *anonyme* qui n'osant pas affirmer les renseignements par lui donnés, les fait prudemment précéder de la formule restrictive « *je crois.* »

Pour détruire ces assertions erronées, nous opposons à ce correspondant *anonyme* le témoignage public qui pourrait, au besoin, confirmer nos cinq déclarations suivantes, déclarations dont les quatre dernières démontrent l'extension croissante de l'homœopathie à Lyon :

1o Dans notre pratique médicale, nous administrons les médicaments d'après la loi des semblables et à des doses infinitésimales ou à petites doses.

2o Il y avait à Lyon sept médecins homœopathes *avoués* en 1850.

Il y en a neuf en 1865.

3o En 1850, notre ville possédait deux dispensaires homœopathiques privés, donnant deux mille consultations annuelles.

En 1865, elle compte trois dispensaires homœopathiques publics, où sont données quatre mille consultations par an.

4o Une pharmacie mixte suffisait à Lyon en 1850.

Il y a de plus, en 1865, une pharmacie spéciale exclusivement homœopathique, ouverte depuis cinq ans.

5o Sans vouloir entrer dans le secret de la clientèle privée, nous pouvons affirmer hautement que la méthode homœopathique inspire une confiance chaque jour croissante dans toutes les classes de la société.

Nous vous prions, monsieur le Directeur, de vouloir bien accueillir cette protestation dans votre journal. Ne vous paraît-il pas juste, en effet, que la défense ait la même publicité que l'attaque? Et, d'ailleurs,

aussi erronés l'un que l'autre, sur Londres, Vienne, Lyon et le Brésil, qu'il est permis d'apporter, devant un aussi grave auditoire, et de livrer à l'immense publicité de la presse une pareille affirmation? Pourquoi, d'ailleurs, n'a-t-on pas dit un mot de l'homœopathie en Russie, en Prusse, en Belgique, dans les Pays-Bas, en Suisse, en Turquie même, en Piémont, à Naples, à Palerme, où on aurait rencontré des établissements hospitaliers et quelques institutions officielles, et aussi en Portugal, mais surtout en Espagne?

A Madrid, on se fût trouvé en présence du décret royal qui vient de prescrire la création d'un enseignement et d'une clinique homœopathique (1). Est-ce là une preuve de décadence?

Eh quoi! il y a trente ans, on comptait à peine çà et là quelques rares disciples de Hahnemann, et plusieurs milliers de médecins pratiquent aujourd'hui l'homœopathie sur toute la surface du globe. Accueillie par la méfiance et le dédain, cette réforme a triomphé des redoutables obstacles que rencontre toute innovation; des hommes instruits, étrangers de nation, de langage, d'intérêts, de tendance, se sont accordés, sans se connaître, pour proclamer la même vérité. Des médecins éminents ont embrassé l'homœopathie et l'ont énergi-

pouvions-nous garder le silence dans le cas présent, sans manquer aux droits de la vérité, à notre devoir d'éclairer le Sénat et à notre dignité professionnelle?

Comme nous espérons que votre impartialité vous fera insérer notre protestation dans les colonnes du *Moniteur*, nous vous adressons, par anticipation, monsieur le Directeur, les remercîments de vos très-honorés serviteurs, les soussignés,

Drs Chazal, Emery, Frestier, Gallavardin, Lembert, A. Noack, Noack fils, Rapou, Servan.

Cette lettre a été insérée dans l'*Art médical*.

(1) Sous la direction du Dr marquis de Nunez, grand d'Espagne, médecin de la reine, grand'croix de Charles III, officier de la Légion d'honneur, etc., etc.

quement défendue. Elle a des journaux, des sociétés savantes; elle a eu de nombreux congrès (1). Elle a enfin, malgré l'opposition passionnée de la médecine officielle dans tous les pays, quelques hôpitaux, même en Europe, même en France (2), et deux facultés en

(1) Voici ce que disait M. le Dr Fallot, président de l'Académie de médecine de Belgique, au congrès des médecins homœopathes tenu à Bruxelles en 1856 :

« Je remercie le congrès de l'invitation qui a été adressée au bureau de la corporation que j'ai l'honneur de présider. Tous nos collègues feront leurs efforts pour répondre à l'appel qui leur a été fait, car, Messieurs, quelles que soient les différences de doctrine et de pratique qui nous séparent, nous n'en poursuivons pas moins tous un même but : la recherche de la vérité. Nous n'avons tous qu'un même désir, celui de faire le plus de bien possible. A ce double titre, nous applaudissons à vos efforts. »

Belles paroles, nobles sentiments; pourquoi ne sont-elles pas dans toutes les bouches? Pourquoi ne sont-ils pas dans tous les cœurs? (Rapport de M. A. Thayer au Sénat.)

(2) L'hôpital de Bourgueil (Indre-et-Loire), transformé en hôpital homœopathique en 1858. — 50 lits.

L'hôpital de Carentan (Manche), transformé en hôpital homœopathique en 1850.

L'hôpital de Roubaix (Nord), transformé en 1862.

L'hôpital de Thoissey (Ain). — 24 lits. — M. le Dr Gastier y a appliqué l'homœopathie pendant 16 ans, de 1832 à 1848. Nommé à cette époque membre de la Législative, M. Gastier a dû quitter cet hôpital qui a cessé dès lors d'être un hôpital homœopathique.

A propos de ce dernier hôpital, un journal ayant dit par erreur que les administrateurs avaient interdit l'homœopathie dans cet établissement, ces derniers protestèrent contre cette allégation par la lettre suivante qui peut servir de modèle aux administrateurs présents et à venir :

« Nous ne saurions garder le silence sur une allégation purement gratuite, qui suppose que nous ne connaissons pas les limites de nos attributions, et que nous nous sommes mêlés de juger des choses hors de notre portée.

« Les administrateurs des hospices ont été établis pour régir les biens et les revenus de ces établissements, pour veiller à leur bonne tenue, et à ce que chaque personne qui y est employée fasse exactement son service, mais non pour diriger les médecins dans la pratique de leur art, auquel les administrateurs sont complétement étrangers par leurs études.

« *Il serait donc tout au moins fort ridicule de notre part, que nous nous fussions permis d'interdire au médecin de notre hôpital, un moyen pratique quelconque qu'il croirait bon, et jugerait à propos d'employer.*

« La médecine est un art libéral et en même temps parfaitement libre

Amérique. Elle donne le jour à d'importantes productions; elle a fait et fait encore de précieuses conquêtes, même dans les rangs de ses adversaires (1). Elle gagne donc dans l'opinion et arrache des cris d'alarmes à certains journaux de médecine (2); et si, pour ne parler que de la France, elle n'a pas obtenu d'établisement officiel, si ses représentants sont encore exclus de toute fonction publique, elle n'en a pas moins assuré son existence, conquis la confiance, forcé le respect de l'opinion, répandu ses bienfaits dans toutes les classes, pénétré dans les hautes régions, trouvé enfin, même au sein du Sénat, des défenseurs éloquents et

dans son application. *Jamais*, et c'est ce qui prouve la considération dont il a joui, *jamais, dans aucun temps, dans aucun pays, sous aucun régime, les pouvoirs publics les plus absolus ne se sont avisés d'interdire ou de prescrire aux médecins, tel ou tel mode de traitement*, et de prononcer entre telle ou telle des doctrines médicales opposées entre elles, que l'on a vues se succéder ou régner simultanément, se disputant la confiance publique.

« En démentant formellement le fait que, par une erreur impossible à expliquer, M. C.... a avancé dans son écrit, nous déclarons que lors même que nous aurions eu le droit qu'il suppose, nous n'aurions été nullement disposés à en user. Nos registres attestent en effet que depuis l'entrée en fonction de M. Gastier, le *nombre des décès*, relativement au nombre des malades admis à l'hospice, a été *moindre qu'auparavant*; que les *dépenses* en remèdes, en frais de pharmacie ont été presque *nulles*, et que le *service*, devenu plus simple, plus facile, a été sensiblement *allégé*. « *Signé, les administrateurs de l'hospice de Thoïssey :* MAGAT, maire, président; — CHALLAUD, adjoint; — LORIN, membre du conseil général; — DUCREST, curé; — BILLAUD aîné; — AILLAUD.

« Thoissey, le 2 janvier 1846. »

(1) Une des plus récentes et des plus importantes est celle de M le Dr Imbert-Gourbeyre, professeur à l'École de médecine de Clermont-Ferrand. Nous recommandons au lecteur ses intéressantes *Lectures sur l'homœopathie*, faites, avec l'autorisation du ministre de l'instruction publique, dans le palais des Facultés de Clermont. Elles ont eu un beau et grand succès.

(2) M. Amédée-Latour, rédacteur en chef de *l'Union médicale*, jetait ce cri d'alarme dans le numéro du 5 février 1853 :

« Mes chers confrères, L'HOMOEOPATHIE GAGNE DU TERRAIN; LE FLOT MONTE, MONTE A VUE D'OEIL. La voilà, dit-on, avec la jeune et belle im-

sympathiques, et d'ardents adversaires comme n'en suscitent pas les causes perdues (1). Sont-ce là des signes de décadence ?

pératrice, entrée dans le palais de César. De temps en temps, nos sociétés médicales voient s'éloigner de leur giron des membres jusque-là restés fidèles. Le mois dernier encore, une de ces sociétés a été affligée par une lettre de démission basée *sur une désertion vers l'homœopathie*, et adressée par un confrère qui *avait donné des gages à la science sérieuse*. Où ALLONS-NOUS ? Où ALLONS-NOUS ? »

(1) « L'homœopathie a conquis dans le monde médical des deux hémisphères une place qu'elle ne paraît pas destinée à perdre prochainement, c'est qu'elle a presque partout ses livres, ses journaux, ses sociétés ; sur quelques points, ses hôpitaux, ses cliniques, ses professeurs, et dans le monde entier son public, c'est-à-dire des croyants pour l'enseigner et des croyants pour avoir recours à elle. Un autre fait, qui n'est pas moins incontestable, c'est que là même où elle a gagné peu de terrain sur l'ancienne médecine, elle lui a fait sentir son action en remettant à l'ordre du jour des questions qui avaient besoin d'être soumises à de nouvelles épreuves de la discussion. C'est le témoignage que lui a rendu l'une des premières célébrités médicales de l'Allemagne, le Dr Hufeland.

« L'homœopathie, dit-il, fera des praticiens plus attentifs à la séméiologie, trop négligée jusqu'à ce jour, plus attentifs aux règles diététiques. Elle fera cesser la croyance aux fortes doses ; elle introduira une plus grande simplicité dans les prescriptions ; elle conduira à un plus sûr moyen d'essayer les remèdes et d'arriver à la connaissance de leurs propriétés. (*Dict. hom.* Berlin, 1831.)

« J'ai vu souvent, dit-il encore au même endroit, et bien des gens dignes de croyance ont vu fréquemment aussi l'homœopathie se montrer efficace dans les maladies graves, où toutes les autres méthodes avaient échoué. »

« De pareils services rendus suffiraient à expliquer la faveur qu'a rencontrée cette nouvelle médication et la rapidité avec laquelle elle s'est propagée. Nous en donnerons une idée, en rappelant que l'homœopathie est pratiquée exclusivement ou concurremment avec l'allopathie dans un certain nombre d'hôpitaux en Allemagne, en Amérique, en Angleterre, en Portugal, en Russie, en Suisse, en Turquie et même en France ; qu'elle compte dans ces diverses contrées de nombreuses publications périodiques et un très-grand nombre de dispensaires qui distribuent gratuitement des consultations et des médicaments aux classes laborieuses.

« Dans les deux Amériques, les progrès de l'homœopathie ont été plus rapides que partout ailleurs.....

« Permettez-moi d'entrer maintenant dans quelques détails de chiffres, pour vous faire mieux apprécier la situation de l'homœopathie.

« Nous verrons s'ils s'accordent avec cette allégation que l'on entend

II

PRÉTENDUE TOLÉRANCE DE L'ADMINISTRATION ET DES MÉDECINS DES HOPITAUX DE PARIS.

Que réclame l'homœopathie, dit-on, et de quoi se plaint-elle? Elle demande, ou on demande pour elle, l'entrée des hôpitaux. Rien de plus simple. D'après la loi de 1849, l'administration ne peut admettre de médecins que par la voie du concours. Que les médecins homœopathes concourent, et s'ils en sont dignes,

souvent répéter : l'homœopathie se meurt, elle est condamée. Vous verrez que loin de dépérir, elle gagne tous les jours du terrain.

« Voici quel était le nombre des médecins homœopathes dans les principaux pays en 1863, date de la dernière statistique imprimée. Cette statistique contient le nom de chaque médecin et de la ville qu'il habite.

« Nous donnerons le nombre des médecins en 1843 et en 1863, dans les principaux pays :

	1843	1863
En Allemagne.	450	555
Dans l'Amérique du Nord.	390	1670
dont 140 à New-York et Boonklyr, et 94 à Philadelphie.		
Dans l'Amérique du Sud.	»	161
Dans les îles Britanniques.	70	283
dont 93 à Londres.		
En Espagne.	»	192
dont 30 à Madrid.		
En Italie.	30	136
En France.	50	453
dont 105 à Paris, 11 à Lyon (*deux d'entre eux sont établis à quelque distance de Lyon; ce qui fait qu'il n'y en a que 9 aujourd'hui*), 12 à Bordeaux.		

« Cet accroissement considérable du nombre des médecins homœopathes en vingt années indique suffisamment que cette médecine est adoptée par un grand nombre de malades.

« Il existait à la même époque, 1863 :

« 16 hôpitaux homœopathiques en Allemagne, 4 dans l'Amérique du Nord, 6 en Angleterre, 4 au Brésil, 1 à Cuba, 1 en Portugal, 1 en Russie, 1 en Suisse, 1 en Turquie et 3 en France. Sur les 16 hôpitaux allemands, il y en 3 à Vienne (*ou aux environs*) ; voici la date de leur fonda-

ils seront nommés; puis, une fois admis, ils seront libres de faire dans leur service telle médecine qu'il leur plaira. Notons en passant que la pétition ne s'occupait

tion et le nombre de lits qu'ils contiennent : le premier, fondé en 1832, pour 60 lits; le deuxième, fondé en 1850, pour 40 lits, et le troisième, fondé en 1860, pour 160 lits.

« Ces dates et ces chiffres n'ont-ils pas une grande signification?

« Sur ces 39 hôpitaux, 8 sont mixtes; les malades, en entrant, choisissent le traitement qu'ils préfèrent, et il doit toujours en être ainsi. Autant il est à désirer que ceux qui veulent se faire traiter homœopathiquement en aient la possibilité, autant il serait injuste d'imposer ce traitement à ceux qui n'en veulent pas : ce serait une source de réclamations et de plaintes incessantes.

« Il n'existait que deux dispensaires à Paris avant 1854. En 1850, ils avaient donné 21,218 consultations et 29,212 en 1853.

« Un troisième dispensaire fut établi en 1854. Les trois dispensaires donnèrent 48,106 consultations en 1857, et enfin 74,075 en 1864.

« Il est difficile d'admettre qu'une médication, qui voit ainsi grandir d'année en année la confiance qu'elle inspire, perde du terrain dans l'opinion publique.

« M. le curé de Saint-Laurent a fondé sur sa paroisse, en 1858, un dispensaire homœopathique et un dispensaire allopathique. Les consultations se donnaient dans le même local, à des jours différents de la semaine, par trois médecins homœopathes et trois médecins allopathes. Les malades avaient le choix entre les deux systèmes. Or, au bout de neuf mois, 505 personnes s'étaient adressées au dispensaire homœopathique et 28 seulement à l'autre : ce dernier fut fermé faute de malades, et 3,000 consultations homœopathiques ont été données, en 1864, par le premier; ce qui, ajouté aux 74,075 consultations données par les trois autres dispensaires, forme un total de 77,075 pour 1864.

« Deux sociétés de secours mutuels aux Riceys (Aube) ont chacune simultanément un médecin allopathe et un médecin homœopathe : les sociétaires choisissent à leur gré l'un ou l'autre.

« Le 16 du mois de décembre, les directeurs et actionnaires de la *General provident assurance Company* (Compagnie générale prévoyante d'assurances), se sont réunis sous la présidence de lord Henry Gordon, et ont arrêté à l'unanimité, d'ouvrir, avec une prime inférieure, une section pour les personnes qui se font traiter par l'homœopathie.

« Les compagnies d'assurances sur la vie ne se laissent pas aller ordinairement à des utopies, et il faut que l'enquête à laquelle la compagnie en question avait fait procéder ait donné des résultats bien positifs pour lui faire prendre une telle résolution.

« On a dit que l'homœopathie était une fantaisie de gens riches. Les 74,075 consultations données à Paris, pendant l'année 1864, répondent à cette allégation. D'ailleurs, ce ne sont pas les caprices de quelques gens

pas de cette question administrative, et que répondre ainsi ce n'est pas démontrer que la demande est mal fondée, mais la repousser par une fin de non-recevoir.

Peu importe, du reste ; puisque l'objection s'adresse non aux pétitionnaires, mais à nous ; c'est à nous d'y répondre.

« L'Assistance publique prend les médecins comme le concours les lui donne ; s'il arrivait à l'assistance publique de Paris que le concours lui donnât un médecin homœopathe, elle le supporterait. Le cas s'est présenté, elle l'a accepté. Un médecin homœopathe ayant été nommé par le concours, le médecin homœopathe a fait de l'homœopathie dans les hôpitaux auxquels il a été successivement attaché et pendant tout le temps de son exercice qui a été long » (1).

Les emprunts faits au rapport secret de l'Assistance publique sont malheureux. En voici un nouvel exemple. Sans doute, l'Administration accepte les médecins que le concours lui donne ; mais le concours ne lui donne pas d'homœopathes, par la raison péremptoire de l'existence d'une coalition permanente et avouée, contre ces derniers, des médecins des hôpitaux, seuls juges des concours ; de plus, et il y a ici une nouvelle erreur, le concours n'a jamais donné d'homœopathe à l'Administration et *le cas ne s'est pas présenté*. J.-P. Tessier, de si regrettable mémoire, n'avait pas étudié l'homœopathie quand il fut nommé en 1840. Ce ne fut que huit ans

riches qui feraient vivre les trois ou quatre mille médecins qui pratiquent cette médecine.

« Pour bien apprécier les progrès de l'homœopathie en France, il ne faut pas perdre de vue qu'elle n'y fut introduite qu'en 1830 par M. le comte des Guidi, docteur ès sciences, docteur en médecine, et ancien nspecteur de l'Université, à Lyon. »

(Rapport de M. Thayer au Sénat. — Séance du 28 juin 1865.)

(1) Discours de M. Dumas, *ibid.*

après, qu'éclairé sur les avantages de la nouvelle méthode, il l'introduisit dans son service pour le plus grand bien de ses malades, mais au grand dommage de son propre intérêt et du repos de son existence à jamais troublée.

L'Administration, en effet, supporta cette innovation, mais l'*Administration d'alors*, qu'il ne faut pas confondre avec *celle d'aujourd'hui*, comme on va le voir, laquelle ne le supporta qu'avec la malveillance la plus marquée. Tessier avait pensé que ses collègues viendraient au moins suivre et constater les résultats de sa nouvelle pratique. Pour en montrer toute la valeur, c'est à la pneumonie et au choléra qu'il s'attaqua d'abord. Et, dans son livre sur le traitement de ces deux grandes maladies, il fit appel à la bonne foi des médecins, au nom de l'*observation* dont on exaltait alors l'infaillible autorité. Personne ne vint, on ne voulut rien voir; mais il se fit alors contre lui un *tolle* général. Il fut mis en quarantaine, lui, ses élèves, ses amis. Tous furent désormais anathématisés et pour toujours exclus de la carrière des hôpitaux. Le maître fut dénoncé comme coupable de violation des règlements par ses plus influents collègues. Et c'est à cette époque, trois ans après l'introduction de l'homœopathie à Sainte-Marguerite, que M. Davenne fit faire, d'après les registres de l'hôpital, le relevé exact de la mortalité comparative dans les trois services de l'établissement; statistique exacte et impartiale s'il en fut, qui n'a pas été contestée dans ses résultats (bien qu'on ait tenté d'en pallier les faits) par les plus ardents adversaires de Tessier, par Valleix lui-même, médecin du même hôpital et chef d'un des services mis en parallèle.

M. le directeur de l'Assistance publique, convaincu à cette époque comme nous *pouvons affirmer qu'il l'est encore aujourd'hui*, que l'Administration ne peut intervenir dans les questions purement scientifiques (1), ayant trouvé d'ailleurs un état de choses toléré sous le triumvirat de MM. les Drs Thierry, Dumont et Voillemier, mis à la tête des hôpitaux par le gouvernement provisoire de 1848, M. Davenne, disons-nous, maintint cet état de choses envers et contre tous. La statistique (2) démontrait dans le service du Dr Tessier une mortalité moindre; il y avait une incontestable économie de médicaments, le séjour des malades était moins long; enfin, suivant la judicieuse remarque de l'éminent administrateur, on avait mauvaise grâce d'invoquer contre une médication prétendue inactive et toute *d'eau claire*, le règlement protecteur qui interdit les agents médicamenteux non fournis par la pharmacie centrale. Enfin on savait avec quelle prudence, quelle délicatesse et quelle science en même temps, le Dr Tessier avait procédé dans l'application de la nouvelle thérapeutique. L'homœopathie fut donc libéralement maintenue contre toutes les dénonciations, les machinations, les calomnies, les rappels aux dispositions réglementaires, dont il nous répugne de faire la triste histoire.

C'est ainsi que, pendant près de quatorze ans, la médication homœopathique fut mise en usage, avec le même succès, à Sainte-Marguerite, à Beaujon et enfin à l'hôpital des Enfants, mais *non pas à l'Hôtel-Dieu*, comme on l'a dit au Sénat par une *nouvelle erreur* déjà relevée (3).

(1) Voyez dans une note précédente à propos des administrateurs de l'hôpital de Thoissey les motifs de l'abstention de toute administration sage dans les questions de pratique médicale.

(2) Voyez plus loin le tableau statistique officiel.

(3) *Lettre adressée au Rédacteur du journal* LE TEMPS.

Paris, le 6 juillet 1865.

Monsieur le Rédacteur,

Dans le discours qu'il a prononcé au Sénat pour combattre l'introduction de l'homœopathie dans les hôpitaux, M. Dumas s'est appuyé sur

Quelques mois, en effet, avant sa mort, qui fut hâtée par les plus cruelles déceptions, J.-P. Tessier pensait

un document rédigé par M. le directeur de l'Assistance publique. En ce qui concerne notre maître vénéré, J.-P. Tessier, et en ce qui nous concerne personnellement, M. le directeur de l'Assistance publique a fourni à l'honorable sénateur des renseignements que nous croyons de notre droit et de notre devoir de rectifier.

« L'Assistance publique, à en croire son directeur, prend les médecins comme le concours les lui donne ; s'il arrivait à l'Assistance publique de Paris que le concours lui donnât un médecin homœopathe, elle le supporterait. Le cas s'est présenté, elle l'a accepté. Un médecin homœopathe ayant été nommé par le concours, le médecin homœopathe a fait de l'homœopathie dans les hôpitaux auxquels il a été successivement attaché, et pendant tout le temps de son exercice, qui a été long... » (*Moniteur*, 2 juillet 1865, p. 900.)

Qui ne croirait, d'après cette phrase, que J.-P. Tessier, auquel il est fait allusion, a été nommé au concours médecin des hôpitaux, quoique homœopathe? Or J.-P. Tessier a été nommé au concours de 1840, alors qu'il professait l'allopathie dans ses cours, à l'École pratique, comme il la professa beaucoup plus tard encore à l'hôpital. Il n'a commencé à étudier et à pratiquer l'homœopathie qu'en 1848, comme l'établissent *officiellement* les cahiers de visite de l'hôpital Sainte-Marguerite. J-P. Tessier n'était donc pas homœopathe quand il a été nommé médecin des hôpitaux, et, jusqu'ici, il n'y a pas d'exemple d'un médecin homœopathe ayant obtenu une salle d'hôpital par le concours.

Sur ce premier point, la religion de M. le directeur de l'Assistance publique a été surprise, et il a induit lui-même en erreur M. le sénateur Dumas.

Selon M. le directeur de l'Assistance publique, l'homœopathie a été exercée par un médecin qui a fonctionné à l'Hôtel-Dieu, à Beaujon, à l'hôpital des Enfants. (*Moniteur*, 2 juillet 1865, p. 960.)

Nous venons de démontrer que l'homœopathie a été pratiquée par Tessier, *quoique* homœopathe et non *parce que*, pour emprunter des expressions célèbres. Tessier l'a pratiquée à l'hôpital Sainte-Marguerite d'abord, puis à Beaujon, où il arriva à son rang d'ancienneté sous l'administration de M. Davenne; enfin, à l'hôpital des Enfants, conformément encore à son droit, et malgré l'opposition intéressée et violente de quelques médecins. M. le directeur de l'Assistance publique sait mieux que personne que J.-P. Tessier n'a jamais pratiqué à l'Hôtel-Dieu ; qu'il s'en est vu fermer les portes au mépris de ses droits incontestables et d'une tradition jusqu'alors respectée ; que ses réclamations ont été repoussées par M. le directeur de l'Assistance publique lui-même sous une fin de non-recevoir absolue ; qu'enfin les médecins des hôpitaux qui se sont faits les complices de cette exclusion, contre laquelle plusieurs médecins indépendants, parmi lesquels M. Trousseau, ont énergiquement protesté, en sont aujourd'hui les premières victimes.

Nous ne pouvons comprendre comment M. le directeur de l'Assistance

entrer à l'Hôtel-Dieu, à son rang d'ancienneté, suivant l'usage respecté jusqu'alors. Deux places successive-

publique a pu se tromper à ce point sur un fait si bien connu de lui, et avancer, malgré l'évidence, que l'homœopathie a été pratiquée à l'Hôtel-Dieu, et le faire attester par M. Dumas, ancien professeur de la Faculté de médecine, membre titulaire de l'Académie de médecine, membre du conseil général de la Seine et du conseil municipal de Paris, et cela devant le Sénat, en présence de plusieurs sénateurs, membres de la commission de surveillance des hôpitaux et hospices de Paris, MM. Dupin aîné, Ferdinand Barrot, Haussmann et Thayer!

« Mais, ajoute M. le directeur de l'Assistance publique, l'homœopathie a produit dans ces trois hôpitaux des résultats au moins regrettables. » (*Ibid.*, p. 960.)

Or J.-P. Tessier a pratiqué l'homœopathie depuis 1848 jusqu'en 1862, douze années, sous l'administration de M. Davenne, à peine deux années sous l'administration actuelle. M. Davenne a fait pendant trois années une enquête consciencieuse et sévère sur le service de J.-P. Tessier et sur les services de ses collègues dans le même hôpital. Les résultats ont été tels qu'ils ont mérité à J.-P. Tessier les éloges et les encouragements de l'administration. La statistique constatait en effet que, dans le service homœopathique de J.-P. Tessier, la mortalité était de 3 0/0 inférieure à celle des salles où se pratiquait l'allopathie. (Voir la réplique de l'honorable sénateur, M. Thayer; *Moniteur*, 2 juillet 1865, page 962.)

Il y a un moyen bien simple de vider la question : que M. le directeur de l'Assistance publique veuille bien publier l'enquête de M. Davenne et ses résultats, résultats contre lesquels Valleix lui-même n'a pas protesté, Valleix, l'un des plus laborieux et des plus passionnés parmi les adversaires de J.-P. Tessier.

M. le directeur de l'Assistance publique ajoute : « Plusieurs fois de jeunes praticiens, connus pour homœopathes, se sont présentés au concours ; il y a même, parmi ces jeunes gens, qui ont obtenu des notes si bonnes, qu'ils auraient pu, en se présentant une deuxième ou une troisième fois, être nommés comme leurs plus persévérants compétiteurs. » (*Moniteur* du 2 juillet 1865, p. 960.)

Eh bien! ces jeunes praticiens connus comme homœopathes, tous anciens internes des hôpitaux, quelques-uns lauréats de la Faculté et des hôpitaux, Gabalda, de regrettable mémoire, et les signataires de cette lettre, ne se sont arrêtés ni à la première, ni à la seconde épreuve, comme on pourrait le penser, avec M. Dumas, d'après le document de M. le directeur de l'Assistance publique. Ils ont concouru opiniâtrement de 1847 à 1854. Ils ont persévéré aussi longtemps que les encouragements de M. Davenne ont pu leur faire espérer que justice serait enfin rendue. Mais, à la fin, fatigués de s'entendre répéter par leurs juges qu'ils s'epuiseraient en d'inutiles efforts, qu'ils ne seraient nommés qu'à la condition de renier publiquement l'homœopathie, ils se sont retirés en

ment vacantes lui furent également refusées, contre tout précédent, par le nouveau directeur qui venait de succéder à M. Davenne. L'administration nouvellement

adressant à l'administration une protestation rendue publique dans un journal de médecine, le *Moniteur des hôpitaux*.

Comment de tels faits, consignés dans les archives de l'Assistance publique, ont-ils pu être présentés sous un pareil jour, dans un rapport rédigé par M. le directeur lui-même, et destiné à éclairer le Sénat par l'organe de M. Dumas?

Par l'exactitude de ce rapport sur ces quatre points, on peut juger de son exactitude sur le nombre et l'importance des hôpitaux homœopathiques en Angleterre. Quant aux renseignements fournis à M. Dumas par deux médecins allemands, mais allopathes et ambulants, sur l'état de l'homœopathie au delà du Rhin, nous nous contenterons de dire qu'ils sont encore moins *officiels* que ceux de l'Assistance publique.

Au sujet de la décadence de l'homœopathie en France, un correspondant bénévole de M. Dumas lui annonce qu'il n'y a plus qu'un homœopathe *orthodoxe* à Lyon. Cet honorable et officieux correspondant a sans doute pris ce détail dans l'*Annuaire* de 1829 ou de 1830. A cette date, il n'y avait effectivement qu'un médecin homœopathe à Lyon ; mais à coup sûr l'*Annuaire* n'a pu lui donner la qualification ni d'orthodoxe ni d'hétérodoxe, puisqu'il était seul, ni dire qu'il n'y avait plus que lui, puisqu'il était le premier.

En 1865, les successeurs et les élèves des Desguidi et des Desaix sont au nombre de onze, à Lyon, professant et pratiquant hautement l'homœopathie, sans demander le brevet d'orthodoxie homœopathique ni traditionnelle à qui que ce soit. Dans les dernières années, le nombre des consultations dans les dispensaires lyonnais s'est accru dans la même proportion qne dans les dispensaires de Paris, où il était de 50,000 en 1862, et où il dépasse 100,000 en 1864.

Malgré l'accroissement rapide de cette progression, nous ne faillirons pas à notre mission charitable. Et si nos forces nous trahissent, si nous succombons à la peine, repoussés par l'Assistance publique, après lui avoir économisé chaque année plus d'un million, nous emporterons du moins avec nous la reconnaissance des malheureux, l'estime des gens de bien, la certitude que notre dévouement ne sera point stérile, et la conviction qu'un jour une administration plus progressiste saura, en assurant la liberté scientifique, respecter les intérêts, les droits et jusqu'aux légitimes préférences de la pauvreté.

Agréez, monsieur le rédacteur, l'assurance de notre considération la plus distinguée. F. Frédault, P. Jousset, A. Milcent, C. Ozanam,

Docteurs en médecine, anciens internes des hôpitaux de Paris.

A ces noms, il faut ajouter ceux de MM. Champeaux et Davasse, omis par erreur.

installée (1) lui déclara formellement que l'Hôtel-Dieu ne s'ouvrirait pas à l'homœopathie, elle le rappela à la lettre du règlement pour les médicaments, ce qui était, en réalité, une interdiction détournée. Il comprit désormais que tout était changé, qu'il ne fallait plus compter sur cette impartialité sans complaisance et sans faiblesse qui l'avait longtemps protégé contre les prétentions et les rivalités scientifiques (2). Il mourut peu de temps après cette triste révélation, et, avec lui, disparut des hôpitaux l'homœopathie que son courage, son dévouement et sa haute position y avait longtemps maintenue.

Ce véridique et incontestable récit montre si on a raison de dire que le concours a pu et peut donner à l'Administration des médecins homœopathes, qu'elle *a supporté celui qu'elle a eu*, et que, le cas échéant, elle en supporterait d'autres.

« Il n'y a pas de partialité, quoi qu'on en dise..... Si un médecin homœopathe veut entrer réellement dans le service de l'Assistance publique de Paris, *il n'a qu'à se présenter au concours*..... » (3).

Pourquoi donc alors a-t-on tenu Tessier exclu de l'Hôtel-Dieu au mépris de son droit et de la tradition ? Pourquoi n'a-t-on laissé, comme on va le voir, pénétrer dans les hôpitaux aucun de ses élèves, aucun de ses amis, tous anciens internes, ayant des titres sérieux, et malgré les nombreux concours auxquels ils ont pris part, non sans

(1) Voir la *Gazette hebdomadaire*, journal officiel de l'enseignement de a médecine, 4 octobre 1861, et *l'Art médical*, novembre 1861, juin et juillet 1862.

(2) Nous ne voulons pas revenir ici sur l'odieuse conspiration ourdie par plusieurs de ses collègues des hôpitaux contre Tessier, malade et presque mourant. Voy. *l'Art médical*, juin et juillet 1862, et novembre 1861.

(3) Même discours, *ibid.*

succès, de l'aveu de M. Dumas, avis rare et précieux qu'il est bon de recueillir en passant?

« Plusieurs fois, de jeunes praticiens connus pour homœopathes se sont présentés au concours. J'ai là leurs notes et je pourrais vous faire voir avec quelle impartialité ils ont été jugés. Ils l'ont été comme ils méritaient de l'être. Il y en a même, parmi ces jeunes gens, qui ont obtenu des notes si bonnes, qu'ils auraient pu, en se présentant une deuxième ou une troisième fois, être nommés..... » Et plus loin : « Plusieurs, parmi les candidats homœopathes connus qui se sont présentés et qui ont satisfait aux épreuves, plusieurs ont obtenu des notes qui auraient assuré leur nomination, deux ou trois ans plus tard, s'ils s'étaient présentés de nouveau comme leurs plus persévérants compétiteurs. »

Ces paroles ont dû produire un certain effet au Sénat. Mais ceux qui ont été les témoins ou les acteurs des faits qu'elles rapportent, savent à quoi s'en tenir. Ainsi l'affirme M. Dumas, ou plutôt le rapport secret, s'ils n'ont *pas été nommés, c'vst qu'ils n'ont pas persévéré dans la voie du concours !*

Or, voici la vérité, et nous mettons qui que ce soit au défi de nous démentir. Ce n'est pas après deux ou trois concours, mais après avoir concouru sept ou huit fois, de 1847 à 1854, que les élèves de J.-P. Tessier, car c'est d'eux qu'il s'agit, convaincus de l'inutilité de leurs efforts, découragés par les déclarations répétées de leurs juges et de tous les médecins des hôpitaux, désormais certains d'être à jamais exclus, s'ils ne reniaient publiquement l'homœopathie, placés ainsi entre le sacrifice de leur avenir et le devoir de défendre la vérité (1), se re-

(1) J.-P. Tessier, *Esquisse de sa vie, de son enseignement de sa doctrine.* Chez Baillière; Paris, 1862.

tirèrent définitivement de la voie des concours et déposèrent une protestation entre les mains du directeur de l'Assistance publique. Cette protestation, datée du 26 janvier 1854, et insérée au *Moniteur des hôpitaux*, cette protestation, annexée à ce mémoire (1), répond pé-

(1) En 1854 paraissait une brochure du Dr Milcent, avec ce titre : *Intolérance et liberté scientifique dans les concours de médecine*. On y trouve le passage suivant :

« Un nouveau chapitre doit être ajouté à l'histoire de cette persécution. Depuis près de sept ans, la liberté scientifique et les droits du concours sont ouvertement violés à l'égard des médecins qui, sans se poser en novateurs, mais en rendant un loyal témoignage à la vérité de la nouvelle méthode, ont concouru pour les hôpitaux et pour l'agrégation à la Faculté de Paris. Élèves des hôpitaux, anciens internes, désignés par la voix publique, par leurs études, par leurs travaux, par la place qu'ils s'étaient acquise parmi leurs confrères, comme devant être un jour admis au nombre des médecins de ces mêmes hôpitaux, ils ont vu, depuis qu'ils ont constaté et reconnu les bienfaits de l'homœopathie, se former contre eux une coalition d'abord tacite, non avouée, puis à ciel ouvert, sans ménagement, sans pudeur. C'est un fait qu'il importe de signaler aussi publiquement que la coalition est notoire. Autrefois c'était un reproche adressé à l'homœopathie que son abstention des luttes publiques. « Pourquoi, disait-on de ses partisans, ne se montrent-ils pas dans les concours ? la lice ne leur est pas fermée. On exagère nos préventions. Qu'ils viennent, on les jugera ; s'ils en sont dignes, on leur ouvrira la barrière. » Aujourd'hui il n'y a plus de prétexte à cet argument hypocrite. « Quelle que soit, nous dit-on, votre capacité comme médecins, quel que soit votre mérite, quelque honorable que soit votre caractère comme hommes, nous ne voulons pas de vous. Nous vous excluons, parce que vous êtes coupables d'homœopathie.

« Il était nécessaire de protester contre un pareil état de choses, de signaler ces faits qui dénotent une intolérance aussi injuste qu'aveugle ; c'est ce que nous avons fait dans la lettre suivante adressée à M. le directeur général de l'Assistance publique à Paris.

« Monsieur,

« Depuis bientôt six ans, une véritable coalition formée contre nous, par les médecins des hôpitaux de Paris, nous a poursuivis sans cesse dans tous les concours auxquels nous avons eu l'honneur de nous présenter. Vous en connaissez le prétexte, Monsieur, et vous savez qu'elle a éclaté à propos de l'homœopathie, alors que, grâce à l'hospitalité généreuse de l'administration, et par l'initiative de notre maître, cette méthode thérapeutique nouvelle devint, dans un service de Sainte-Marguerite, l'objet d'une importante vérification.

« Dès ce moment, l'orage soulevé ne tarda pas à retomber sur nous,

remptoirement, onze ans d'avance, à l'historique qu'on vient de lire; elle rétablit les faits défigurés par le do-

et une proscription violente nous repoussa systématiquement de tous les concours où nous ne devions plus trouver de juges sincères, mais des adversaires déclarés.

« Déjà, en 1850, deux d'entre nous, — plus spécialement menacés dans la sentence publiquement annoncée avant l'ouverture même des épreuves, par un des juges, et au nom de ses collègues, — avaient pris le parti de se retirer du concours qui allait s'ouvrir. Mais, pressés par vos instances, monsieur le directeur, et reconnaissants de votre estime, ils consentirent à se présenter encore devant un tribunal qui devait les sacrifier, comme toujours, à la persistance des mêmes passions.

« Il était raisonnable pourtant d'espérer que le temps calmerait la violence de ces ressentiments, que la vérité ne tarderait pas à se faire jour à travers les préventions du moment, et que la modération de notre conduite comme la bonne foi de nos témoignages ne manqueraient pas tôt ou tard d'inspirer en notre faveur des sentiments de tolérance que toute conviction consciencieuse a le droit de revendiquer. C'est dans cette espérance que nous avons continué à nous soumettre sans plainte, chaque année, aux épreuves des concours qui se sont succédé et aux jugements qui les ont suivis.

« Mais cette espérance devait être trompée. Vainement, en effet, des témoignages sans nombre sont venus justifier nos convictions ; vainement des faits ont été produits, des documents publiés, tous les éléments enfin d'une vérification rigoureuse livrés au contrôle de la critique ; vainement l'administration de l'assistance publique elle-même, dans un esprit de sage indépendance auquel nous ne saurions trop applaudir, a donné le résultat de la statistique homœopathique dans les hôpitaux pendant une période de trois années. La lumière de la vérité, loin de diminuer l'aveuglement de nos adversaires ou l'intolérance de nos juges, n'a eu d'autre résultat que de rendre implacable l'opposition dirigée contre nous.

« Aujourd'hui, cette hostilité systématique est un fait connu de tout le monde : on le déclare, on s'en glorifie, et plus d'une fois on nous en a fait entendre à nous-même l'injustifiable aveu.

« Comment serait-il justifiable, en effet, l'aveu d'une proscription qui repose sur des suspicions de doctrine ou des accusations de tendances et qui renouvelle à notre égard la mise hors la loi des suspects ! Et comment qualifier de telles rigueurs contre nous, lorsque nous avons toujours professé hautement, entre tous, le respect le plus sincère et le plus profond pour le culte des vérités traditionnelles, de même que nous cherchons à utiliser, dans l'intérêt des malades, les progrès des vérités nouvelles !

« Il est affligeant de voir aujourd'hui, en France, au milieu du dix-neuvième siècle, la médecine, seule entre toutes les sciences libérales, donner au monde le triste spectacle de l'intolérance des idées et de la

cument, sur lequel l'orateur du Sénat a cru malheureusement devoir s'appuyer. Comme de récentes réponses

persécution des personnes. Il est affligeant surtout de voir cette persécution exercée par des hommes, éminents d'ailleurs, qui font eux-mêmes l'aveu de leur ignorance dans une question d'un si grave intérêt pour l'humanité, et dont ils décident toutefois sans information comme sans appel. Mais c'est là une affaire de conscience dont ils ont seuls la responsabilité.

« Pour nous, nous avons le sentiment d'avoir rempli jusqu'au bout notre devoir envers la science en faisant à la vérité le sacrifice de notre avenir. Maintenant il ne nous reste plus qu'un soin, celui de notre honneur.

« Devant cette opposition sans trêve, il nous devient impossible de nous résigner désormais sans espoir à une exclusion qui ne pourrait manquer de devenir un outrage à notre dignité personnelle. En conséquence, nous nous retirons aujourd'hui de cette lutte inégale ; mais en nous retirant, nous déclarons d'une voix unanime :

« Attendu que la coalition dont nous avons à nous plaindre est un fait de notoriété publique ;

« Qu'elle constitue un véritable délit contre les principes et les règles fondamentales du concours ;

« Qu'elle est une violation des libertés de la science, et qu'elle porte une injuste atteinte à notre légitime considération,

« Nous protestons contre ce déni de justice, sous la réserve de tous nos droits.

« Daignez agréer, monsieur le directeur, l'expression des sentiments respectueux et reconnaissants avec lesquels les soussignés ont l'honneur de se dire vos serviteurs dévoués, « F. GABALDA, JULES DAVASSE, CHAMPEAUX, ALPH. MILCENT,

« Docteurs en médecine, anciens internes des hôpitaux de Paris.

« Paris, 26 janvier 1854. »

Et en note :

D'autres anciens internes, parmi lesquels nous pourrions citer MM. les docteurs Timbart, Escallier, etc., n'ayant pas concouru, n'ont pu signer cette protestation à laquelle ils adhèrent pleinement. S'ils n'ont pas concouru, c'est que l'hostilité systématique dont leurs amis ont été l'objet les a découragés.

Deux autres médecins distingués de nos amis (MM. Fredault et Ozanam), anciens internes des hôpitaux, qui n'ont pas signé cette protestation et qui ont persévéré, n'ont pas été plus heureux. Ils ont été enveloppés dans la même proscription.

— Les faits révélés par cette protestation et les dénis de justice qu'elle signale ne furent pas contestés par les organes publics de la médecine.

Voici ce que disait le *Moniteur des hôpitaux* du 11 avril 1854 :

« Les signataires de la lettre et de la protestation ci-annexée étant

publiées dans les journaux (1) viennent de l'établir, M. Dumas s'est laissé étrangement abuser. Non! il n'est pas vrai que les médecins entachés, convaincus du crime d'homœopathie, aient été jugés avec impartialité et qu'ils eussent été admis s'ils avaient concouru plus longtemps. Il y a là une assertion tellement grave et en même temps tellement contraire à la vérité que quelques détails sont indispensables. Du jour où leur maître et leur ami avait, à l'hôpital Sainte-Marguerite, démontré la valeur de la méthode thérapeutique nouvelle, ils devinrent comme lui l'objet de l'hostilité la plus violente

tous d'*anciens internes des hôpitaux*, d'anciens collègues dont l'*honorabilité nous est connue*, nous avons trouvé dans leurs noms une responsabilité suffisante pour que nous n'ayons pas cru pouvoir repousser la demande qu'ils nous ont faite de porter devant le souverain juge, le corps médical tout entier, le conflit dont ils ont été l'occasion.»

La *Gazette hebdomadaire* du 28 avril 1854 ne trouvait alors d'autres objections à opposer à cette protestation que les suivantes :

«De quoi (dit ce journal plein de respect pour les majorités toutes-puissantes) de quoi au fond se plaint ce petit groupe de mécontents? Il dénonce une hostilité systématique du jury, une proscription organisée. En fait, qu'est-ce que cela signifie? Que tous les jurys qui se sont succédé ont refusé d'admettre dans les hôpitaux des praticiens homœopathes; où est l'abus? Le concours est ouvert à tous ceux qui réunissent les conditions requises d'inscription, aux homœopathes comme aux allopathes. Mais tous aussi, aux jours des épreuves, tombent entre les mains de juges parfaitement libres de leur appréciation et de leur vote, libres même de former une coalition, si la coalition a pour but de barrer le passage à des doctrines qu'ils jugent illusoires ou dangereuses... Voyons, sérieusement, croit-on que le talent de la parole et le diagnostic habile d'un candidat soient les seuls éléments de détermination dont un juge ait à se préoccuper? A ce compte, assurément, *plus d'un signataire de la protestation aurait droit d'entrée dans les hôpitaux;* mais le mérite essentiel de celui qui va être placé à la tête d'un service n'est pas de bien discuter, de percuter expertement, c'est de pratiquer de saines doctrines thérapeutiques. Or, les candidats homœopathes, s'ils sont sincères quand ils subissent l'épreuve clinique, doivent formuler leurs méthodes de traitement. Or ces méthodes, *à tort ou à raison*, le jury les tient pour détestables.»

(1) Voyez les lettres insérées dans *le Temps*, 8 juillet, et dans *l'Art médical*, août 1865.

comme la plus injuste; une convention (1) tacite, puis avouée, les repoussa systématiquement de tous les concours dont les juges se déclaraient leurs adversaires. Dès 1850, deux d'entre ces candidats, condamnés publiquement d'avance par un des juges avant même l'ouverture du concours, s'étaient déjà retirés et n'avaient consenti à rentrer dans l'arène que sur les instances bien-

(1) En 1847, le Dr J. Davasse (avant que Tessier eût touché publiquement à l'homœopathie) avait obtenu, à son premier concours, le même nombre de points qu'un compétiteur, très-sérieux du reste, plus ancien et mieux appuyé que lui; si au lieu de deux places vacantes il s'en fût trouvé trois, il eût été nommé. Mais à son second concours, Valleix, qui avait été déjà son juge la première fois, lui dit que sa nomination était désormais assurée s'il voulait renier toute croyance à l'homœopathie par quelques lignes écrites dans une feuille médicale; que sans cela, il serait au contraire à jamais exclu.

Les mêmes propositions et les mêmes menaces furent faites à Gabalda, à M. Milcent, par Sandras, leur ancien maître, par le Dr Hardy. Tous les élèves de Tessier reçurent le même accueil, qui était comme un mot d'ordre.

Dans la brochure citée plus haut (1854) et contre laquelle aucune dénégation ne s'éleva, on lisait les lignes suivantes qui font un singulier contraste avec l'impartialité presque bienveillante affirmée par M. Dumas :

« Bornons-nous à rapporter brièvement quelques-unes des conversations ou des discussions que chacun de nous a eues en particulier ou devant témoins avec nos adversaires, nous ne disons plus nos juges. Je supprime les noms, au besoin je pourrais les citer. « Quittez cette voie, disait l'un, désavouez vos tendances et vos opinions nouvelles, et nous vous recevrons à bras ouverts. » — « Faites de l'homœopathie, disait un autre, mais ne dites pas que vous en faites; donnez des médicaments à petites doses, mais ne formulez pas comme les homœopathes. La loi des semblables est vraie, les petites doses agissent, mais n'allez pas jusqu'aux globules. » — « Pourquoi concourent-ils ? disait un troisième. Ils feraient bien mieux de s'abstenir. Quel que soit leur mérite, le succès de leurs épreuves, nous ne les nommerons jamais. » — « Vous seriez, ajoutait un autre, les premiers dans toutes les épreuves; au dernier moment, quand il s'agirait de voter, vous seriez exclus, nous sommes unanimes à cet égard. » — « Ne m'en veuillez pas, disait un chirurgien, après un concours, vous avez subi de fort bonnes épreuves, mais que voulez-vous, c'était une chose convenue d'avance qu'on ne nommerait aucun de vous. Meilleure chance pour l'avenir ! » — « Après une brillante épreuve passée par un candidat, je donne *zéro*, dit un juge, parce qu'il fait de l'homœopathie. » *J'en passe, et des meilleurs.* »

veillantes de l'ancienne administration (1) qui, protégeant Tessier de son intelligente impartialité, les engageait à attendre des temps meilleurs. Cette espérance et ce bon vouloir devaient être déçus. Quatre années de nouveaux efforts, de patience, d'épreuves honorablement subies, ne purent vaincre la persistance des mêmes passions, aussi vives aujourd'hui qu'il y a quinze ans (2).

Du reste, cette hostilité systématique de la part du corps médical des hôpitaux n'était pas un fait isolé. La Faculté, l'Académie de médecine, les Sociétés médicales s'y associèrent avec une vivacité que rien ne justifiait. Le seul crime qu'on pût reprocher aux médecins dont nous parlons était d'avoir étudié l'homœopathie. Ils n'avaient fait aucun éclat, ils n'affichaient aucune prétention au schisme. Ils n'étaient pas venus insulter dans les concours aux doctrines régnantes; ils avaient seulement, sans forfanterie, mais aussi sans faiblesse, affirmé la vérité, l'utilité, les grands avantages de la méthode homœopathique qu'ils avaient vu appliquer et qu'ils appliquaient eux-mêmes. Cela suffit pour les rendre plus que suspects à l'École, où ils n'hésitèrent pas à se présenter deux fois dans les concours de l'agrégation. Sous la direction et l'inspiration de leur maître, ils avaient fondé *l'Art médical*, journal destiné à rattacher aux vérités traditionnelles les découvertes modernes, à rendre témoignage à l'homœopathie, mais aussi à conserver les vieilles conquêtes de la médecine générale et de la médecine pratique. Un sentiment de

(1) Surtout représentée par son secrétaire général, M. Dubost.

(2) Dans un article du mois de juillet dernier, M. Dechambre (*Gazette hebdomadaire*) reprend son article de 1854. Il trouve toujours aussi juste l'exclusion systématique des médecins dits homœopathes. Il fait mieux : il leur offre une honorable réconciliation à la condition bien simple, car sur le principe il est de leur avis, qu'ils jetteront la pierre à Hahnemann et aux doses infinitésimales.

ocnvenance et de respect fit adresser le premier numéro de ce journal au bureau de l'Académie qui le repoussa avec les formes les plus injurieuses. La Faculté n'était pas moins intolérante. Les examens devinrent dangereux pour les jeunes docteurs qu'on soupçonnait de quelque tendance vers l'homœopathie. L'un d'eux vit refuser le sujet de thèse qu'il avait choisi; un autre fut obligé d'aller se faire recevoir à Montpellier. La presse médicale fut déchaînée. La Société anatomique expulsa de son sein plusieurs de ses membres, Tessier en tête, en même temps qu'un malheureux médecin condamné à une peine infamante. Mais il est inutile d'insister davantage sur ce nouveau chapitre à ajouter aux persécutions subies par les homœopathes.

En effet, sans remonter à Hahnemann lui-même, aux railleries, aux injustices qu'il eut à subir, à sa retraite forcée de Leipsig, aux émeutes d'Anhalt-Kœthen, aux vitres brisées de sa maison, où il se vit presque contraint de rester renfermé près de quinze ans ; sans nous laisser entraîner à rappeler ce qu'eurent à souffrir ses premiers disciples hors de France, et pour nous borner à notre pays, qui ne se souvient des dédains des savants et de la condamnation de l'homœopathie par l'Académie de médecine, sans examen et sans expérience? Est-il besoin de rappeler que le Dr Léon Simon, qui s'était signalé par de remarquables leçons, fut ensuite pendant de longues années privé de l'autorisation nécessaire pour reprendre ses cours, autorisation que vient de lui rendre un ministère plus libéral? Sous le règne de Louis-Philippe, le vénérable Petroz se vit forcé de renoncer, faute encore d'une autorisation indispensable, à l'offre d'une somme considérable pour fonder un hôpital homœopathique. Il y a vingt ans à peu près, le célèbre

Risueno d'Amador, professeur à la Faculté de Montpellier, se voyait interdire, malgré les protestations de l'illustre Lordat, le droit de traiter dans son cours de la grande réforme de Hahnemann. En 1846, MM. Giraud, Hureau père et Defert, avaient été expulsés pour crime d'homœopathie de la Société médicale du 6e arrondissement. En 1837, le Dr Laburthe, chirurgien-major du 4e hussards, traitait tous ses malades par la nouvelle méthode; il publia les résultats heureux qu'il avait obtenus pendant trois ans; un mois après, il était congédié. En 1849, M. Léon Marchant était expulsé de l'hôpital de Bordeaux. En 1855, M. Milcent l'était du Val-de-Grâce; mais la discussion du Sénat va nous forcer à revenir spécialement sur ces faits. Peu de temps après, le Dr Ozanam, bibliothécaire de l'Académie de médecine, était contraint de donner sa démission. Le Dr Davasse, le Dr Champeaux, furent plus tard exclus pour le même motif, malgré leurs excellents services, des bureaux de bienfaisance auxquels ils étaient attachés; le Dr Patin, l'un des vétérans de cette utile institution, s'est vu naguère menacé et atteint dans sa liberté médicale par des mesures administratives du même genre. Un mémoire du professeur Imbert-Gourbeyre avait, il y a plus de dix ans, remporté, en comité secret, le prix proposé par la Société de médecine des hôpitaux; mais le pli cacheté renfermant le nom de l'auteur ayant été ouvert, on déclara qu'on ne décernerait pas le prix. La même cause d'indignité a fait tout récemment repousser à Montpellier la candidature de ce professeur distingué. Qui ne connaît cette fameuse délibération de la Société médicale de l'ancien premier arrondissement de Paris, interdisant à chacun de ses membres d'accepter aucune consultation avec un médecin entaché d'homœopathie? Qui ne se souvient de ces procès-verbaux répétés, dressés, en vain, il est vrai, lors des inspections contre des pharmacies qui peuvent, de l'aveu de tous, servir de modèle? Qui ne sait enfin la guerre acharnée faite en particulier, en public, et surtout dans les feuilles médicales où tous les genres de calomnies sont presque quotidiennement mis en usage contre l'homœopathie, sans réplique possible? Qui ne connaît enfin cette conspiration du silence, ce refus de discussion prudent et calculé, si universellement et si habilement pratiqué vis-à-vis des travaux, des publications les plus remarquables de la nouvelle école ?

Est-ce devant de pareils faits qu'il est permis de parler de *tolérance* et d'*impartialité* ?

III

PRÉTENDUS INSUCCÈS DE L'HOMŒOPATHIE DANS LES HÔPITAUX.

Si l'homœopathie n'a pas sa place dans les hôpitaux, on ne doit s'en prendre, suivant ses adversaires, ni à l'intolérance, ni à la partialité de l'administration ou des juges dans les concours. De plus, elle s'est jugée elle-même et s'est suicidée, comme on va le voir par les *regrettables effets* qu'elle a produits.

« Cela dit, il n'en faut pas moins cependant se rendre compte de l'effet que l'homœopathie a produit, quand elle a passé dans les hôpitaux. L'homœopathie y a été exercée, je le disais, par un médecin qui a fonctionné à l'Hôtel-Dieu (*erreur matérielle !*), à Beaujon, à l'hôpital des Enfants. Je ne lirai pas le document que j'ai entre les mains, à moins que cela ne devienne nécessaire. Ce document établit de la manière la plus certaine que l'homœopathie a produit dans l'intérieur de ces trois hôpitaux des effets au *moins regrettables* (1).

Eh bien! quelque calculée que soit cette phrase qui dit trop ou trop peu, les conclusions du rapport sont absolument fausses. Voici nos preuves. Et d'abord nous demandons la publication de ce rapport toujours cité et jamais lu. Qu'est-il? qui l'a fait? qui l'a signé? à qui est-il adressé? dans quel but, à quelle occasion a-t-il été rédigé? d'où émane-t-il? De M. Husson le nouveau directeur? Mais cet administrateur est ouvertement hostile à l'homœopathie, et d'ailleurs le Mémoire contient des conclusions et des considérants dogmatiques et scientifiques en dehors de la compétence administrative. Des médecins des hôpitaux? Mais ils sont juges et parties. Leur jugement est donc suspect et inacceptable.

Mais nous avons de meilleures raisons. Les conclusions du Mémoire sont fausses, parce qu'elles sont en contradiction avec les faits, avec la statistique écrasante de 1852, établie, publiée par les ordres du directeur de l'ancienne administration de l'Assistance publique devant les attaques des médecins des hôpitaux, sous leur contrôle, et contre laquelle Valleix, comme on l'a dit, *l'un des plus laborieux et des plus passionnés adversaires* de Tessier, n'a pas protesté. La voici :

MM. Valleix et Marrotte, allopathes, avaient 99 lits; M. Tessier en avait 100 dans le même hôpital. On envoyait les malades entrants, à tour de rôle, dans chaque service. Les conditions étaient donc absolument égales.

MÉDECINE HOMOEOPATHIQUE.

		Malades.	Morts.	Mortalité.
1849.	sur	1,292	126	9,75 p. 100
1850.	—	1,677	138	8,22 —
1851.	—	1,694	135	7,96 —
Total. . .		4,663	399	

Mortalité. . . . . 8,55 p. 100.

(1) M. Dumas, *ibid.*

MÉDECINE ALLOPATHIQUE.

	Malades.	Morts.	Mortalité.
1849. . . . . sur	1,087	169	14,71 p. 100
1850. . . . . —	1,195	107	8,99 —
1851. . . . . —	1,442	135	9,36 —
Total. . . .	3,724	411	

Mortalité. . . . . 11,3 p. 100.

Il résulte de ce tableau :

1° Que la mortalité a été moindre dans le service homœopathique dans la proportion d'un quart environ, soit 25 p. 100.

2° Que, par suite d'une plus grande promptitude dans les guérisons, la durée du séjour des malades dans ce service a été réduite d'un quart environ. En effet, dans le même espace de temps (trois années), on a reçu 4,663 personnes dans les salles de M. Tessier, tandis qu'on n'a pu en admettre que 3,724 dans celles de M. Valleix; que, par conséquent, l'administration a pu admettre un plus grand nombre de malades dans un temps et un espace donnés, et les faire traiter à moins de frais (1).

(1) Une autre statistique, d'une origine plus modeste, mais non moins significative, vient de donner des résultats tout à fait analogues. Le Dr Liagre, médecin de l'hôpital de Roubaix (voyez son rapport officiel aux administrateurs de l'hôpital, inséré dans le journal *de la Société homœopathique*), autorisé, il y a deux ans, à faire usage de la médication homœopathique, a mis en parallèle les résultats de son ancienne pratique avec ceux de la nouvelle méthode employée par lui. Ici, ce n'est plus une comparaison entre des services rivaux ; c'est le même service, c'est le même médecin comparé à lui-même.

Voici les chiffres :

TRAITEMENT ALLOPATHIQUE.

Nombre de décès pour 100 malades.

1856.	22,79 p. 100
1857.	22,55 —
1858.	16,95 —
1859.	14,60 —
1860.	21,82 —
1861.	19,93 —

Un autre avantage, inhérent au traitement homœopathique, c'est celui d'une économie considérable (1).

Nous ne tairons pas les colères qu'a soulevées cette statistique accablante. On a dit qu'elle était une œuvre de complaisance ; en pleine Académie, qu'elle était un *mensonge*. Cela devait être; mais ces injures ne sauraient porter le moindre ombrage à la haute et inattaquable impartialité de M. Davenne, qui en maintient aujourd'hui comme alors la parfaite et inexorable exactitude.

Mais, peut-on dire, cette statistique ne s'applique qu'aux trois premières années; le succès a-t-il été le même pendant les dix ou onze ans qui ont suivi cette période? Sans doute, puisque l'administration a laissé faire. C'est après quatorze ans qu'une nouvelle administration signale de regrettables résultats que l'ancienne

1862. . . . . 16,37 p. 100
Moyenne pour les sept années. . . . . . 19,26 p. 100.

TRAITEMENT HOMŒOPATHIQUE.
Nombre de décès pour 100 malades.

1863. . . . . 13,70 p. 100
1864. . . . . 12,97 —
Moyenne. . . . . 13,31 p. 100.

Voici les conclusions du rapport :

« *Moins de décès, plus de guérisons.*

« *Convalescences plus courtes; par conséquent, moins long séjour à l'hôpital et plus de malades traités avec le même nombre de lits.*

« *Économie dans les frais de pharmacie ; par conséquent, abaissement du prix des journées et possibilité pour la ville de faire soigner un plus grand nombre de malades avec une même dépense d'argent.*

« ..... Comme vous le voyez, Messieurs, ce n'a pas été sans des raisons sérieuses que je me suis décidé, après trente années d'études ou de pratique médicales, à modifier ma manière de traiter mes malades. Les résultats que je vous soumets vous prouveront que je n'ai pas eu tort de solliciter l'autorisation que vous avez eu la bonté de m'accorder..... »

(1) Dans les hôpitaux et hospices de Paris, les frais en médicaments s'élèvent en moyenne à 22 centimes par jour, soit 79 fr. 20 c. par an, ce qui porte la dépense annuelle à 5 ou 600,000 fr. pour les divers hôpitaux de Paris, tandis que la méthode homœopathique exigerait à peine 5 à 600 fr.

n'a jamais constatés, qu'elle n'eût pas tolérés, qu'il est souverainement injuste aujourd'hui de lui reprocher comme une *faiblesse*, ainsi qu'on l'a fait au Sénat (discours de M. Dupin). Que, satisfait de la première statistique, on n'en ait pas fait d'autres, cela se comprend ; mais les registres sont encore là. Si les relevés ont été faits et qu'ils soient contre l'homœopathie, qu'on les publie. S'ils n'ont pas été faits, qu'on les fasse ; rien n'est plus simple ; il est impossible qu'une administration quelconque ne marque pas sur ses registres le nombre des morts. Il y a là une enquête indispensable à faire. Quoi ! vous avez eu pendant de longues années un service homœopathique dans les hôpitaux de Paris, et cette expérience serait perdue, faute de savoir si la mortalité y a été moindre ou plus considérable que dans les autres services ! C'est là qu'est le point capital, la chose essentielle. Il faut que la lumière se fasse. Pas de phrases ambiguës. Quels sont ces *résultats regrettables ?* Sont-ce des plaintes de malades envoyés sans être consultés, comme cela se pratiquait, dans le service homœopathique ? Sont-ce des récriminations de parents mécontents ? Sont-ce des dénonciations, de sourdes hostilités, etc. ? La science éprouvée, la prudence, la haute intelligence, la conscience délicate de Tessier qui ne s'est jamais permis la moindre expérimentation douteuse, et qui ne fit ses premières applications de l'homœopathie au traitement de la pneumonie, que la lancette à la main, prêt à y recourir si l'amélioration n'avait été constamment évidente ; tout cela nous garantit l'inexactitude des conclusions du rapport, produit justement suspect de l'hostilité du corps médical des hôpitaux.

Mais, on l'a vu, aucune de ces assertions n'est vraie ; on va le voir encore par ce qui va suivre :

« L'homœopathie ne s'est pas présentée seulement dans

les hôpitaux de Paris ; elle a fait une apparition à Marseille, une à Lyon, une autre à Bordeaux. Elle y a été jugée, « et elle en a complétement disparu. »

Il est heureux qu'on ne nous parle plus des expériences dérisoires de M. Andral à la Pitié, et de celles de M. Bally à l'Hôtel-Dieu, avec le concours de MM. Curie et Léon Simon. Il en a été fait bonne justice. On se souvient des huit *incurables* confiés à ces deux consciencieux et habiles médecins, de ce *simulacre* d'expérience et surtout de ce fameux registre constatant le résultat des épreuves... perdu (faut-il le dire sans rire ?) dans le *déménagement* de M. Bally. Quant à celles de M. Andral, on a raison de s'en taire, car il est constant que ce célèbre médecin avait expérimenté l'homœopathie, sans l'avoir étudiée et sans avoir pu lire les ouvrages fondamentaux de Hahnemann, qui n'avaient pas encore été traduits en français ; mais on en a dit trop ou trop peu de celles de M. Gueyrard à Lyon, de M. Marchant à Bordeaux, de M. Chargé à Marseille.

Pour celles de M. Gueyrard, en voici la courte et significative histoire, racontée par son frère : « Dans une salle de vingt lits, confiée au médecin homœopathe par M. Pointe, professeur de clinique interne, « il y eut, le premier jour, deux entrants ; le second jour, il y en eut un ou deux ; mais, dans la nuit, l'interne de garde trouvant de la fièvre à l'un des malades, l'avait saigné. Le jour suivant, il fut aisé de remarquer que l'on avait fait des fumigations dans la salle. Mon frère reconnut l'impossibilité de pratiquer l'homœopathie dans une salle où se trouvaient des malades traités allopathiquement, et il déclara que l'expérimentation en resterait là. » (Hiver de 1831 à 1832.)

A Marseille, M. Chargé, en pleine épidémie de choléra (1855), reste trois jours, dans un service improvisé, avec un seul élève, un seul infirmier, sans matériel, sans personnel organisé, et se retire au bout de ce temps devant une mortalité que suffisent bien à expliquer l'intensité, la nature et la forme de l'épidémie. Trois jours d'hôpital..., de bonne foi, est-ce là une expérience?

Enfin, il est de notoriété publique que M. Léon Marchant a dû quitter son service à Bordeaux, non pas, comme on n'a pas craint de l'insinuer encore au Sénat, par suite de *regrettables résultats*, mais uniquement parce qu'on lui a interdit la libre pratique du traitement homœopathique.

Voici, du reste, l'histoire du fait telle que nous la trouvons dans les journaux de 1848 (1). Ce médecin distingué était attaché, depuis plusieurs années, à l'hôpital de Bordeaux, à titre de médecin adjoint. Ses études et son expérience personnelle le convertirent à l'homœopathie. Une place de médecin titulaire vint à vaquer, il y avait droit; après mille tracasseries, elle lui fut accordée, mais sous la promesse et à la condition qu'il ne traiterait pas les malades de l'hôpital par la médecine homœopathique, sauf les cas où la médecine ordinaire serait reconnue insuffisante de l'avis de ses collègues. Privé de médicaments dilués, réduit aux substances préparées en teintures, il obtint des résultats supérieurs à ceux de ses collègues, c'est-à-dire, comme toujours, moins de mortalité, un séjour à l'hôpital plus court, une grande économie. Ces succès ne trouvèrent grâce ni devant ses collègues, ni devant les

(1) Voyez en particulier le *Journal de la médecine homœopathique*, publié par la Société hahnemannienne de Paris, t. IV.

administrateurs. On ne vit qu'une violation de l'engagement souscrit par M. Léon Marchant, et comme il prétendait ne pas faire de véritable homœopathie, la cause fut déférée au ministre qui la renvoya à l'Académie. Cette dernière déclara (1), sans aller au fond, que «la doctrine avouée et suivie par M. Léon Marchant, autant que cela lui a été possible... est la doctrine homœopathique...»; en conséquence, l'administration rappela rigoureusement aux termes de son engagement cet honorable médecin, qui préféra donner sa démission. — Voilà la vérité, les documents sont là, et il y a même quelque chose de plus que ces faits, c'est la lettre du ministre de l'Intérieur transmettant la décision académique au préfet de la Gironde, mais se terminant par ces remarquables paroles :

«Toutefois, comme il s'agit d'une question délicate, en ce sens qu'elle touche à l'indépendance et à la conscience du médecin en même temps qu'aux progrès de de la science, il y a lieu d'examiner si, en obligeant M. Léon Marchant à s'abstenir de toute pratique homœopathique dans son service, il ne conviendrait pas *de mettre à sa disposition une salle dans laquelle se rendraient volontairement les malades qui préféreraient la méthode homœopathique*. De cette manière, *sans confusion et sans inconvénient possible, on pourrait expérimenter complétement un système, dont le rapport fait à l'Académie de médecine constate la nature, mais non les mauvais résultats*, et on ne mettrait pas M. Léon Marchant dans la nécessité d'opter entre sa place et ses convictions scientifiques, qui sont honorables en elles-mêmes..... »

« 28 mars 1849, République française,
ministère de l'Intérieur. »

Les conclusions si sages de cette lettre sont la réfu-

(1) *Bulletin de l'Académie*, t. XIV, nº 10.

tation la plus éclatante des insinuations de l'orateur du Sénat, sur les insuccès de l'homœopathie..., à Bordeaux, et, ce qui est encore mieux, elles pourraient servir de précédent et de modèle pour la solution que nous réclamons aujourd'hui au nom de l'homœopathie, en notre nom et au nom de nos clients pauvres.

« L'homœopathie ne s'est pas bornée à aborder les hôpitaux civils ; elle a abordé les hôpitaux militaires. Au Val-de-Grâce, il y a eu un moment où l'homœopathie était représentée par un médecin connu ; mais il n'y est pas resté longtemps, car le service avait à peine commencé, qu'on a jugé qu'il fallait y renoncer, et qu'on a mis l'homœopathie hors de l'hôpital. »

Ce passage est doublement erroné, et quant au fond, et quant aux détails. Il n'y a pas eu au Val-de-Grâce un médecin seulement qui ait fait de l'homœopathie : il y y en a eu deux : 1° M. Cabrol, médecin principal ; 2° M. Milcent.

M. Cabrol, médecin particulier du maréchal Saint-Arnaud, ministre de la Guerre, pratiqua, pendant cinq mois, l'homœopathie au Val-de-Grâce, sous ce haut et redoutable patronage (1). Son départ pour la Crimée avec le maréchal interrompit cette tentative, qu'on ne laissa pas renouveler après la mort du vainqueur de l'Alma, et M. Cabrol fut nommé inspecteur de l'établissement militaire de Bourbonne-les-Bains.

En 1855, le Dr Milcent, en l'absence des médecins militaires, partis en Crimée, fut chargé, avec quatre autres

(1) Aux récriminations des collègues de M. Cabrol, le maréchal répondit un jour avec sa perspicace et sans réplique brusquerie : « Vous vous plaignez toujours de Cabrol. Il ne se plaint jamais de vous. Faites comme lui. »

médecins civils, d'un service au Val-de-Grâce, par l'intendant militaire baron Barbier, en vertu des pleins pouvoirs qu'il avait reçus de M. le maréchal Vaillant, ministre de la Guerre. M. Milcent avait pris possession d'un magnifique service d'environ 120 lits, où il était, de plus, chargé de donner quelques leçons cliniques aux aides-majors, faisant fonctions d'internes, et aux autres élèves attachés au service. Moins libre que M. le Dr Cabrol, que soutenait la toute-puissante sympathie du maréchal Saint-Arnaud, il lui fut interdit de faire usage d'autres médicaments que de ceux de la pharmacie de l'hôpital. Réduit aux teintures mères, comme M. Léon Marchant, il pouvait, comme lui, au moins pour commencer, appliquer la médication homœopathique, dans le cercle insuffisant des premières, mais non des moins remarquables expériences de Hahnemann et dans les mêmes conditions; on ne lui en laissa pas le temps. La Faculté s'émut de cette nomination. M. P. Bérard, alors *inspecteur-général dans l'ordre de la médecine*, fit un rapport secret au maréchal Vaillant, contre l'introduction de l'homœopathie au Val-de-Grâce et sur la nécessité d'une entente entre la Faculté et l'administration de la Guerre pour le choix des médecins à nommer; et, après cinq semaines, il obtint la révocation du Dr Milcent, dont les « *doctrines* n'avaient pas *le complet assentiment de la Faculté* ». La lettre du ministre et celle du baron Barbier prouvent, d'une manière évidente, que ce sont les *tendances* et non les *résultats* de l'homœopathie, qui ont été la cause de cette exclusion, véritable *excommunication doctrinale* (1) prononcée par l'École de Paris, au nom de son *infaillibilité* scientifique.

Rien ne justifie donc cette phrase, prononcée au Sé-

(1) Voy. la lettre adressée à M. Dumas et insérée dans *l'Art médical* (juillet 1865). Comme celle insérée dans le journal *le Temps*, elle relevait

nat : « Cela nous montre que ce n'est pas sans examen que l'homœopathie a été exclue des services divers des

les mêmes erreurs et, de plus, donnait la lettre officielle du baron Barbier. Pour ne pas faire double emploi, voici seulement le passage où se trouve la pièce justificative en question :

.....Si je ne m'abuse, M. le sénateur, vous me faites l'honneur de parler de mon passage au Val-de-Grâce, en 1855, et vous laissez entendre que là, comme ailleurs, les mauvais résultats obtenus ont fait juger et exclure l'homœopathie. Souffrez que je vous donne la preuve qu'on vous a ou que vous êtes étrangement abusé, puisque la cause de mon exclusion a été, au vu et au su de tout le monde, une pure *excommunication doctrinale.* C'est ce que prouve surabondamment la lettre suivante (1) :

« Monsieur le docteur,

« En me faisant connaître les noms des médecins civils qu'il a mis à ma disposition pour être employés dans les hôpitaux militaires de Paris, M. le ministre de la guerre s'exprime ainsi qu'il suit :

« Je suis heureux, en vous notifiant ces nominations, de vous annoncer « que je ratifie celles de MM. les docteurs Lacroix, Gimelle, E. Bégin et « Jadelot, que vous avez provisoirement désignés ; mais j'éprouve, d'un « autre côté, le regret d'avoir à vous inviter à renoncer au concours de « M. le docteur Milcent, *dont les doctrines médicales n'ont pas le complet « assentiment de la Faculté.*

« Je vous prie de le remercier, d'ailleurs, en mon nom, de son assis- « tance momentanée. »

« Il m'est personnellement très-pénible, monsieur, d'avoir à vous notifier la décision de M. le ministre de la guerre, devant laquelle je suis forcé de m'incliner, puisqu'elle repose sur *une question de doctrine* que son administration *a cru devoir accepter, mais je veux vous dire au moins tous les regrets que j'éprouve en renonçant au concours dévoué et éclairé* que vous avez prêté à l'administration, pendant le temps qu'elle a eu recours à vos services.

« Je vous prie d'en agréer la sincère expression, ainsi que celle de ma considération la plus distinguée. »

« *L'intendant militaire de la première division,*

19 avril 1855. « Baron Barbier. »

« Ces explications, monsieur le sénateur, vous feront regretter, j'aime à le croire, les graves erreurs que le poids de votre parole et de votre témoignage a rendues plus lourdes et plus cruelles à ceux qui ont souffert et qui souffrent encore de tant d'injustices.

« Agréez, monsieur le sénateur, l'hommage de mon respect.

« Alph. Milcent. »

(1) Déjà publiée dans *l'Art médical,* mai et juin 1855, et le *Moniteur des hôpitaux,* avec des explications et des réflexions qui ne furent alors nullement contestées.

hôpitaux, d'où elle a disparu. » Il y a plus : cette phrase a le tort d'aggraver la persécution en l'approuvant et en *chargeant* ceux qui en ont été les victimes. Persécutez, soit, mais n'accusez pas, ne calomniez pas ceux que vous persécutez.

Dites que vous ne voulez pas de l'homœopathie, repoussez-la sans miséricorde comme sans raison ; mais ne dites pas qu'elle n'a produit que de *regrettables* résultats... Ici, l'histoire vous donnerait un éclatant démenti.

SECONDE PARTIE

La pétition des ouvriers de Paris a encore été repoussée au nom d'un certain nombre d'arguments scientifiques, que nous devons maintenant examiner.

Le premier de ces arguments, auquel nous voulons répondre, est celui formulé par le directeur de l'Assistance publique. Ce fonctionnaire, qui aurait dû se souvenir qu'il était incompétent pour ce côté de la question, n'a pas craint de faire dire à la tribune du Sénat que l'homœopathie n'avait aucun des caractères d'une doctrine médicale (1). Cette assertion accuse, il faut le dire, une double ignorance : ignorance des caractères d'une doctrine médicale, ignorance des principes et des méthodes sur lesquels repose la thérapeutique nouvelle. En effet, c'est peut-être la première fois qu'une semblable accusation est formulée contre l'homœopathie; et de Hufeland à M. Trousseau, tous les véritables savants s'accordent pour attribuer à la réforme de Hahnemann les caractères scientifiques qu'une passion aveugle voudrait lui dénier aujourd'hui (2).

(1) « La médecine homœopathique, soit qu'on la considère dans sa manière d'expliquer la cause des maladies, soit qu'on l'observe dans le mode substitutif selon lequel elle prétend les guérir, est fondée sur des erreurs palpables; elle choque le bon sens et ne saurait résister à l'examen ni subir l'épreuve du raisonnement.

« Elle n'a donc aucun des caractères d'une doctrine médicale.»

(*Moniteur*, p. 960)

(2) Voy. les passages d'Hufeland cités plus haut (rapport de M. Thayer). En voici un autre :

« J'ai vu souvent, dit-il encore au même endroit, et bien des gens

Nos adversaires, loin de repousser l'homœopathie comme non scientifique, acceptent pour la plupart, et comme une vérité de premier ordre, l'étude des médicaments sur l'homme sain, qu'ils appellent *effets physiologiques* des médicaments, et la loi de similitude, qu'ils cachent quelquefois sous le nom de *méthode substitutive :* l'action des doses infinitésimales est seule contestée.

L'homœopathie, on l'a déjà dit au commencement de ce mémoire, repose essentiellement sur la loi de similitude et sur la méthode expérimentale appliquée à l'étude des médicaments ; elle possède un principe et une méthode dont elle déduit logiquement les conséquences, c'est-à-dire les applications thérapeutiques ; elle a donc tous les caractères d'une doctrine médicale, et il faut convenir que l'erreur ou un aveuglement passionné peuvent seuls les lui contester.

Les arguments scientifiques opposés à l'homœopathie dans la discussion du Sénat peuvent se grouper sous trois chefs principaux : attaques à la matière médicale expérimentale ; attaques aux doses infinitésimales ; accusation portée contre les homœopathes de pratiquer, suivant leur intérêt, l'une et l'autre médecine.

I

ATTAQUES A LA MATIÈRE MÉDICALE EXPÉRIMENTALE.

La plus grande gloire de Hahnemann et son titre le plus sûr à la reconnaissance des médecins de toutes les écoles, ce sont ses laborieuses études de matière médicale expérimentale. M. Dumas, après bien d'autres, a

dignes de croyance ont vu fréquemment aussi, l'homœopathie se montrer efficace dans les maladies graves où toutes les autres méthodes avaient échoué. » (MM. Trousseau et Pidoux.)

essayé de renverser cette œuvre colossale; mais il est facile de voir, à sa manière d'argumenter, qu'il n'a jamais fait une étude approfondie de la matière médicale, et qu'il n'est qu'un écho des ennemis déclarés de l'homœopathie dont il répète, sans le savoir, les erreurs volontaires ou non et les lazzi.

M. Dumas débute mal dans sa critique, car ici il commence encore par une erreur de fait. Il suppose que Hahnemann, pour étudier la matière médicale, donnait à une personne en santé une dose de médicament, puis qu'il recueillait pendant trois mois, les attribuant à cette dose unique, tous les phénomènes éprouvés par le sujet en expérimentation (1).

Nous ne savons où M. Dumas a pris ce renseignement, mais il est impossible de contester qu'il soit faux de tout point. La méthode habituellement employée par Hahnemann et par ses élèves, pour étudier la matière médicale, est la suivante : on donne à un sujet un médicament, et on en continue l'usage, en variant les doses s'il le faut, jusqu'à ce qu'il ait produit des effets appréciables; puis on tient compte de ces effets produits pendant tout le temps qu'ils se manifestent, en ayant grand soin d'en séparer les phénomènes dus à des causes étrangères. Cette méthode est sage et conforme à toutes les règles de l'expérimentation la plus rigoureuse. Il est vrai qu'elle diffère complétement du petit roman édité par l'ancien professeur de la Faculté pour le plus grand amusement de MM. les sénateurs. On peut voir du reste, aux pièces justificatives, de combien de précautions s'entourait Hahnemann pour éviter de confondre avec les symptômes du médicament les phénomènes

(1) *Moniteur, loc. cit.*

spontanément développés chez le sujet en expérimentation (1).

Nous l'avons dit, la matière médicale expérimentale est généralement acceptée par les médecins de toutes les écoles; la minorité qui la repousse, n'ayant aucun argument sérieux à lui opposer, s'est efforcée de la tourner en plaisanterie. M. Dumas a suivi cette voie peu scientifique. Seulement les médecins dont il défend les intérêts n'ont pas craint de lui fournir des citations tronquées et détournées de leur véritable sens par des interpolations, des suppressions et des rapprochements qui n'existent pas dans le texte de Hahnemann (2).

(1) « Mais lorsqu'il survenait, dans le cours de l'expérience, une circonstance extraordinaire, susceptible de la modifier, d'une manière qui ne fût *même que vraisemblable*, par exemple une peur, un chagrin, une crainte, une forte lésion extérieure, un écart quelconque de régime ou tout autre grand et important événement, dès lors on cessait de noter les symptômes dans cette expérience, *tout était anéanti, afin que rien d'impur ne pût se glisser dans l'observation.* » (Hahnemann, *Matière médicale*, préface, p. 4.)

(2)

Texte de Hahnemann. (Traduction de Jourdan.)	*Texte de M. Dumas.*
120. Inappétence; mais l'appétit revient en mangeant.	120. On n'a pas d'appétit.
130. Il n'y a rien qui ressemble à la citation de M. Dumas; mais nous trouvons § 133 : faim contre nature le soir, puis au § 132, et entre parenthèse : « désir de manger de la choucroute crue. »	130. On a une faim contre nature, un désir de manger de la choucroute crue.

Ainsi Hahnemann observe que la camomille produit un appétit contre nature : symptôme important, à cause de sa fréquence dans les névroses et dans la chlorose. Puis il ajoute, comme exemple, que cet appétit contre nature se traduit par le désir de manger de la choucroute crue. Il n'y a là rien de risible, mais un renseignement important pour le traitement du *pica*.

Au 315e, rien qui se rapporte au sommeil ; Mais au 355e, bâillements fréquents et très-forts, sans envie de dormir, avec vivacité et gaieté.	315. Des bâillements, des envies de dormir.

Néanmoins il est vrai de dire que la matière médicale telle qu'elle a été rédigée par Hahnemann, prête le

Cela ressemble peu à la citation de M. Dumas. Mais passons, nous en verrons bien d'autres.

Texte de Hahnemann.	*Texte de M. Dumas.*
360. « Lorsqu'il s'assoit dans la journée, il a envie de dormir; mais quand il se couche, il ne peut fermer les yeux et reste éveillé. »	360. « Le patient est pris d'une insomnie. »

La camomille produit donc, d'après Hahnemann, ce symptôme si fréquent dans les affections cérébrales, de somnolence le jour, avec insomnie nocturne; et M. Dumas, ou plutôt ceux qui lui ont fourni ses citations, se croient permis de traduire ce symptôme si complexe par cette phrase banale : « Le patient est pris d'une insomnie ! »

380. Inspiration ronflante pendant le sommeil; « mais la bonne foi veut qu'on ajoute immédiatement le § 381, qui complète le précédent; « ronflement en inspirant pendant le sommeil; l'inspiration est plus courte que l'expiration; elle a lieu la bouche entr'ouverte, avec sueur chaude et visqueuse au front. »	380. « Il ronfle en dormant. »

Quel est le médecin qui ne reconnaît dans ce tableau l'image de la somnolence propre à un certain nombre d'affections cérébrales; mais il fallait faire rire, alors on a traduit : « Il ronfle en dormant. »

435. Cris pitoyables de l'enfant, parce qu'on lui refuse ce qu'il demande, symptôme qui n'est que la confirmation du § 433, beaucoup plus explicite : « agitation larmoyante; l'enfant demande tantôt une chose, tantôt une autre, et quand on la lui donne, il n'en veut plus et la jette loin de lui. »	435. L'enfant crie, parce qu'on lui refuse ce qu'il demande.

On voit qu'il ne s'agit plus de ce fait si naturel d'un enfant qui crie, parce qu'on lui refuse quelque chose, mais d'un symptôme d'agitation et de mauvaise humeur qui spécialise l'action de la camomille contre certains accidents de la dentition.

450. «Il ne peut supporter qu'on lui parle, qu'on lui coupe la parole, surtout après s'être levé du lit; en	450. « Elle ne peut supporter la musique; et je trouve immédiatement après : « Il n'aime pas qu'on

flanc à la plaisanterie pour trois raisons : la première, c'est que Hahnemann a suivi, pour exposer les symptômes des médicaments, l'ordre anatomique en honneur de son temps ; la deuxième, c'est que, témoin fidèle jusqu'au scrupule des faits qu'il recueillait, il n'a pas voulu traduire en langage scientifique les sensations éprouvées et rapportées par le sujet en expérimentation ; la troisième raison enfin, c'est que Hahnemann a accordé aux symptômes moraux une place légitime mais inaccoutumée dans l'histoire des médicaments.

L'ordre anatomique, à côté de certains avantages, présente le grave inconvénient d'énumérer des phénomènes sans tenir compte ni de leur succession, ni de

Texte de Hahnemann.	*Texte de M. Dumas.*
même temps il a les paupières peu mobiles, difficilement contractiles et dilatables. » « Elle ne peut supporter la musique. » « Il est extrêmement sensible au moindre bruit. » « Humeur irritable. « Morose, enclin à chercher querelle. »	lui coupe la parole : elle a des scrupules de conscience. »

Quant aux phénomènes de conscience, ils se trouvent avec d'autres phénomènes moraux au § 459. On voit que nos adversaires connaissent l'art d'*arranger* les textes.

Dans l'édition française il n'y a pas de § 490, mais on trouve aux §§ 30 et 31 des symptômes empruntés par Hahnemann à d'autres auteurs, un passage analogue à celui cité par M. Dumas : « § 30. Sa tête branle en avant et en arrière. » « 31. Elle est assise dans une chaise, roide comme une statue, et semble ne rien remarquer de ce qui se passe autour d'elle. »	490. « Elle est roide comme une statue, » puis immédiatement après : « Sa tête ne peut rester en repos et branle en avant et en arrière. »

Ce qui prouverait que la camomille détermine l'*extase cataleptique.*

leur existence chez les sujets d'âge et de sexe différent. Maintenant, si ce sont les symptômes moraux exprimés en langue vulgaire qui sont ainsi énumérés, on pourra obtenir des rapprochements bizarres et faciles à ridiculiser. Donnons quelques exemples pour bien faire comprendre notre pensée et pour ôter à tout homme de bonne foi un prétexte de se refuser à une étude sérieuse de la matière médicale.

Si Hahnemann, au lieu d'écrire dans l'histoire de la camomille (nous suivons M. Dumas sur le terrain qu'il a choisi) : « Il ronfle en dormant, » avait dit : la camomille produit une somnolence avec sterteur, ce qui est la traduction de cette phrase en langage scientifique, on aurait pu nier ou affirmer cette action de la camomille, mais personne n'aurait trouvé là une occasion de plaisanterie. Ainsi cet autre passage cité : « Elle est roide comme une statue », traduit en langage scientifique : contracture générale, n'offre plus à l'esprit du médecin qu'une question très-importante, celle de savoir si la camomille détermine bien réellement la contracture générale.

Quant aux symptômes moraux, les hommes étrangers à la médecine peuvent seuls trouver matière à plaisanterie dans cette partie si pratique de la séméiotique.

Si nous quittons un instant la matière médicale de Hahnemann, nous retrouvons chez tous les médecins qui se sont occupés de l'étude des médicaments, des remarques sur les phénomènes moraux. Nous ne parlerons pas du protoxyde d'azote que M. Dumas connaît bien, et que les chimistes appellent gaz hilariant, parce qu'il a la propriété de porter à la gaieté ; mais tous les médecins savent que les solanées vireuses engendrent momentanément une véritable aliénation avec idées délirantes et impulsions dangereuses ou ridicules ; que l'opium, qui donne du courage au soldat musulman, détermine la gaieté ou la fureur, suivant les doses ou les tempéraments ; qu'enfin, il produit comme effet consécutif la tristesse et la diminution des facultés intellectuelles. Ce n'est donc pas d'aujourd'hui qu'on a commencé à étudier les symptômes moraux, et Hahnemann n'a fait qu'étendre et perfectionner cette étude ; en cela, il a rendu un service réel, principalement pour le traitement des névroses.

Il y a encore un point qui a beaucoup choqué notre savant adversaire, c'est la contradiction de certains phénomènes. Ainsi, après avoir remarqué que la camomille rend roide comme une statue, il note ce symptôme : « Sa tête ne peut rester en repos et branle en avant et en arrière ; » il oppose encore l'insomnie et la somnolence ; l'anorexie et la boulimie. Eh bien, nous le disons très-sérieusement, nous éprouvons un véritable regret voir un homme de la valeur de M. Dumas parler sur des sujets qui lui sont aussi complétement étrangers, et se diminuer ainsi à plaisir. En effet, il faut être tout à fait novice en matière médicale pour ignorer la loi des effets alternants, la plus générale de toutes (1) ; et cette loi n'est pas seulement admise par les homœopathes, mais par les médecins de tous les temps et de toutes les écoles. Ainsi, il est reconnu comme un fait irrécusable qu'après avoir fait dormir, l'opium engendre une insomnie opiniâtre ; que le café qui chasse le sommeil, le produit dans son action consécutive, et que les purgatifs

(1) Tout médicament produit des effets qui se manifestent les uns plus tôt, les autres plus tard : ces deux séries de phénomènes sont en tout point opposées et dissemblables entre elles ; on peut même dire qu'elles sont diamétralement opposées. J'appelle les uns primitifs ou de premier ordre, et les autres secondaires ou de second ordre. (Hahnemann, *Effets positifs des médicaments*, préface, p. 2.)

salins déterminent une constipation extrêmement rebelle. Comment s'étonner après cela que la camomille produise la contracture et la paralysie, la somnolence et l'insomnie, la boulimie et l'anorexie ! Du reste, ces effets alternants s'observent également dans les maladies, c'est là un des phénomènes les plus fréquents de l'ordre pathologique, et il faut être profondément étranger à ce genre d'étude pour s'en étonner.

Nous avons voulu répondre à toutes les objections de M. Dumas contre la matière médicale homœopathique, et nous l'avons fait, si légers que fussent ses arguments, mais il nous reste, pour terminer notre démonstration, à établir que d'une part, l'œuvre de Hahnemann se relie à la tradition médicale, et que de l'autre, son influence dans notre temps est si considérable, que la matière médicale contemporaine ne parvient à vivre qu'en l'imitant et en se l'appropriant.

Si M. Dumas avait lu avec attention l'histoire d'un seul des médicaments de la matière médicale pure, il aurait vu, par les noms placés entre parenthèses, que les effets pathogénétiques dont il a trouvé bon de se moquer ont été observés dans une proportion notable par ses clients les allopathes. Ce sont Störk, Henkel, Morgagni, Cullen, Greding, Guilbert, Richard, Rau et tant d'autres qui ont fourni à Hahnemann les premiers jalons de la matière médicale pure. L'histoire de l'arsenic, par exemple, contient plus de deux cent cinquante symptômes empruntés à la tradition médicale ; la belladone en contient trois cent cinquante, et il en est ainsi de tous les médicaments anciennement connus.

Hahnemann rapporte les symptômes décrits par les auteurs qui l'ont précédé, non-seulement pour que l'histoire du médicament soit plus complète, mais encore pour que l'expérience traditionnelle vienne fortifier de son autorité l'expérience nouvelle. Il est remarquable, en effet, que les effets pathogénétiques obtenus par Hahnemann et par ses élèves se retrouvent dans les expérimentations des médecins qui les ont précédés, comme ils sont confirmés encore par les travaux des médecins qui les ont suivis. Cette contre-épreuve est une démonstration irréfutable de la sincérité et de l'exactitude de la matière médicale hahnemannienne.

Quant à l'influence de la réforme de Hahnemann sur la matière médicale contemporaine, il suffit de rappeler que, depuis cette réforme, l'histoire des médicaments est précédée dans tous les livres classiques de leurs effets sur l'homme sain. En outre, il est facile de prouver que ces pathogénésies par imitation sont pour la plupart des copies plus ou moins déguisées des ouvrages de Hahnemann. Nous citerons (1) comme type de ces plagiats mal

(1) SYMPTÔMES DONNÉS PAR M. HIRTZ.	SYMPTÔMES DONNÉS PAR HAHNEMANN (*).
1° Picotement à la peau, surtout à celle de la face.	1° Petits coups d'épingles çà et là sur le corps (390) ; douleurs fourmillantes aux joues (105).
2° Picotement sur la langue et dans la bouche ; sensation de fraîcheur et d'âcreté à la langue, surtout à la pointe, aux lèvres, à l'arrière-bouche, à la gorge pendant la déglutition ; salivation fréquente.	2° Sensation cuisante sur la langue, près de la pointe (118) ; petits élancements qui persistent dans le bout de la langue (119) ; grattements dans la gorge avec difficulté d'avaler (129) ; sensation de titillation à la base de la langue comme par l'effet du poivre, avec salivation (132).
3° La langue devient roide, fraîche, insensible, ainsi que la peau de la face, surtout autour des mâchoires.	3° Ce symptôme est un effet toxique ; aussi ne se retrouve-t-il pas parmi ceux observés par Hahnemann. On y lit seulement : paralysie de la langue, qui dure peu (124).

(*) Les numéros indiquent les paragraphes de la matière médicale.

déguisés, l'article *Aconit* du *Nouveau dictionnaire de médecine et de chirurgie pratiques.*

SYMPTÔMES DONNÉS PAR M. HIRTZ.	SYMPTÔMES DONNÉS PAR HAHNEMANN.
4° Fréquente céphalalgie souvent occipitale.	4° Du § 25 au § 70, 7 ou 8 paragraphes signalent la céphalalgie et toutes ses variétés.
5° Vertiges, éblouissements, tintements d'oreille.	5° Vertiges, étourdissements du § 1 au § 7; tintements d'oreille (§ 99).
6° Agitation inquiète et insomnie.	6° Anxiété inconsolable, avec cris (515); chagrin et inquiétudes (522); insomnie (430); puis plusieurs paragraphes consacrés au sommeil agité.
7° Dilatation de la pupille, éblouissement, étincelles, points noirs.	7° Dilatation de la pupille (79); petites taches noires qui voltigent devant les yeux (82).
8° Palpitations, puis des interruptions instantanées; pouls d'abord dicrote, puis ralenti à 55 ou 50 pulsations; sentiment de faiblesse et de syncope.	8° Battement du cœur et anxiété (513); accès de syncope (416 et 466); deux ou trois pulsations plus rapides; puis syncope de pareille durée (415) [Bacon]. Le ralentissement du pouls n'est pas signalé dans Hahnemann, mais Both a noté ce symptôme au § 1237.
9° Oppression, bâillements, constrictions gutturales, sentiment d'inquiétude et de peur.	9° Anxiété et oppression de poitrine (277); bâillement et pandiculation (425); crainte d'une mort prochaine (540).
10° Affaiblissement de la contractilité musculaire; les membres se meuvent avec peine, se traînent, oscillant comme une pendule; les articulations sont comme relâchées et le malade ne peut plus se lever.	10° Sentiment de paralysie et de brisure dans les membres, avec tremblement qui l'empêche presque de marcher; en même temps, pâleur du visage, dilatation des pupilles, tendance à se trouver mal, palpitations, etc., etc. (398); faiblesses et défaut de solidité des ligaments de toutes les articulations.
11° Refroidissement du corps, pâleur de la face.	11° La pâleur de la face est déjà notée dans le paragraphe précédent, et le refroidissement du corps au § 460 et suivants.
12° Émission d'une urine claire et aqueuse.	12° Émission d'une très-grande quantité d'urines claires comme de l'eau (230).

(Extrait de *l'Art médical*, t. XX, p. 101.)

II

ATTAQUES AUX DOSES INFINITÉSIMALES.

M. Dumas affirme que les médicaments homœopathiques ne contiennent absolument rien; seulement, il ajoute avec une grande sagesse, que si on lui démontrait cliniquement que la trentième dilution produit quelque chose, il admettrait l'efficacité de la trentième dilution. Voici ses propres paroles.

En parlant des inspections que l'école de pharmacie exerce dans les officines homœopathiques, M. Dumas dit : « Dans la plupart des cas, la physique et la chimie n'accusent rien dans les médicaments désignés sous le nom de médicaments homœopathiques; par conséquent, serait difficile de s'assurer que l'un d'entre eux diffère de l'autre; au fond, il n'y a rien ni dans l'un ni dans l'autre » (1).

Si la physique et la chimie ne découvrent rien dans les médicaments homœopathiques passé la septième dilution, cela prouve que la physique et la chimie ne sont pas des instruments parfaits d'analyse. La physique et la chimie ne trouvent rien non plus dans le vaccin, qui est cependant le plus puissant et le plus admirable des médicaments : le plus puissant, puisqu'il préserve pendant des années d'une maladie éminemment contagieuse; le plus admirable, puisqu'il est infaillible dans son action. La physique et la chimie peuvent-elles distinguer le virus-vaccin de celui de la syphilis ou de celui de la rage? Et qu'est-ce que la physique et la chimie trouvent dans les eaux minérales les plus renommées: Plombières, Évian, Wildbad, Gastein, etc.? moins

(1) *Moniteur*, p. 960.

de substances médicamenteuses que dans l'eau de Seine. Le résultat négatif obtenu par la physique et la chimie dans l'analyse des médicaments homœopathiques prouve l'infirmité de ces deux sciences, mais ne permet pas de dire qu'il n'y ait rien dans ces médicaments.

La physique et la chimie sont deux sciences qui, malgré leur simplicité relative, sont encore peu avancées. On peut espérer qu'elles arriveront un jour à un état de perfectionnement qui leur permettra de sonder les mystères de la trentième dilution. Ce qui nous fait émettre cette opinion, c'est la belle découverte de l'*analyse spectrale*. Ce procédé, beaucoup plus délicat que ceux connus jusqu'alors, a permis de constater la présence du médicament jusqu'à la septième dilution (1). Si la physique démontre qu'il y a quelque chose dans la septième dilution, qui osera dire qu'il n'y a rien dans la trentième?

Du reste, là où la physique et la chimie restent muettes, l'organisme vivant parle, et parle un langage intelligible pour tout véritable médecin. Aussi M. Dumas a-t-il raison de dire : « Si on produisait des résultats certains soit par le charbon, soit par toute autre matière à la trentième dilution, je serais disposé pour mon compte à les examiner sans aucune espèce de prévention. J'ad-

(1) « Le *lithium* proprement dit se reconnaît dans une goutte de la cinquième dilution, c'est-à-dire dans l'équivalent de la sixième, soit 0,000,000,000,005, 5 billionième de milligramme. . . . .

. . . .

« J'essayai alors les diverses dilutions de la soude, et j'obtins des signes certains de sa présence, non-seulement dans la 4e et la 5e dilution, mais encore dans une seule goutte de la 6e ; cette goutte, appréciée à une balance très-sensible, pesait 3 centigrammes. La quantité de substance appréciée en chiffre équivalait par conséquent à 0,000,000,000,000,03, c'est-à-dire une quantité un peu moindre que celle qui doit former la 7e dilution. » (Ozanam, *Art médical*, tome XV, p. 131.)

mettrai, comme autre chose, qu'un corps porté à la trentième dilution produit un effet quelconque.»

Ces démonstrations que demande M. Dumas, nous les avons, on peut dire prodiguées, et ce que nous demandons encore en ce moment, c'est de les répéter sur toutes leurs faces; et cependant M. Dumas nous reproche d'avoir toujours refusé cette épreuve de l'essai des médicaments homœopathiques sur l'homme sain et sur l'homme malade.

Voici cette étrange accusation :

«Or, toutes les fois qu'on a dit aux homœopathes : Vous prétendez que les médicaments produisent sur l'homme sain tels effets; eh bien, nous allons essayer sur l'homme sain pour voir si les effets que vous annoncez se produiront, ils n'ont pas répondu à l'appel.»

« On leur a fait une autre proposition très-simple, c'était de prendre les médicaments homœopathiques et de les essayer régulièrement sur l'homme sain et sur l'homme malade, de manière à vérifier les assertions contenues dans l'ouvrage de Hahnemann et dans ceux de ses disciples; ils n'ont, pas plus que la première fois, répondu à l'appel qui leur était fait. L'homœopathie a éloignée la prétention d'être jugée par elle-même, et de récuser toute espèce de jugement qui serait porté en dehors de sa propre doctrine et par d'autres que par ses propres partisans.» (1)

Nous repoussons de toutes nos forces cette accusation, et nous allons établir que jamais les médecins homœopathes n'ont refusé l'expérimentation des médicaments, soit sur l'homme sain, soit sur l'homme malade.

(1) *Moniteur*, p. 960.

A notre connaissance, une seule fois, dans le *Moniteur des hôpitaux*, un défi public fut porté aux médecins homœopathes pour l'expérimentation des médicaments sur l'homme sain ; et le professeur Imbert-Gourbeyre, de Clermont-Ferrand, a répondu à ce défi en instituant des expériences publiques sur les élèves de son cours. Ces expériences, faites avec de l'arsenic préparé suivant les procédés de la pharmacopée homœopathique, par les élèves eux-mêmes, donnèrent des éruptions arsenicales avec le médicament poussé jusqu'à la 13e dilution. Le professeur conclut très-logiquement en disant : « J'attends donc avec confiance toutes les contre-expérimentations, et, l'avouerai-je, j'espère gagner le procès en litige, à moins que l'arsenic de Clermont ne jouisse pas des mêmes propriétés que celui de Paris » (1).

Nous ajouterons seulement que l'expérimentation des médicaments sur l'homme sain exige, pour réussir, des conditions de régime, de changement de dose et de persévérance qui rendent cette vérification difficile.

Quant à notre prétendu refus d'expérimentation clinique, il n'y a qu'un homme étranger à l'histoire de toutes nos luttes qui ait pu formuler une semblable accusation ; c'est le contraire qui est la vérité. Jamais nous n'avons refusé l'expérimentation clinique depuis l'époque où MM. Léon Simon et Curie vérifiaient l'action des médicaments homœopathiques avec Bally, à l'Hôtel-Dieu de Paris, jusqu'au jour où nous acceptions le défi porté à la tribune académique par M. le professeur Bouillaud, ainsi que l'établissent une lettre du Dr Gastier

(1) Imbert-Gourbeyre, *Étude sur quelques symptômes de l'arsenic*; Paris, Adrien Delahaye, p. 83.

Voir les observations CVII, CVIII et CIX du même mémoire, comme preuve de l'action de l'arsenic à doses infinitésimales.

au Dr Bouillaud (1), et une autre lettre des rédacteurs de *l'Art médical* (2) au directeur de l'Assistance publique.

Mais, négligeant tous ces faits, qui prouvent cepen-

(1) Voy. *Annuaire* Catellan, p. 168.

(2) *A Monsieur le Directeur général de l'Assistance publique, à Paris.*

« Monsieur le Directeur général,

« Dans la séance de l'Académie impériale de médecine, du 7 décembre 1858, M. le professeur Bouillaud, faisant appel à votre haute initiative, vous adjurait d'ouvrir des salles aux médecins homœopathes pour qu'un tribunal impartial et compétent pût démontrer l'*inanité de leurs principes.*

« Ce n'est pas à nous, Monsieur le Directeur, de vous rappeler qu'à vos yeux cette question doit être complétement jugée, et que la preuve demandée par M. Bouillaud est déjà faite. Depuis dix ans, un service existe dans les hôpitaux de Paris, sous le contrôle et la tutelle de l'Administration qui, dans sa sollicitude éclairée, a recueilli les documents authentiques propres à établir l'importance et même la supériorité de la médication homœopathique.

« Mais, puisque M. Bouillaud n'est pas convaincu que l'Académie a besoin d'être éclairée, et puisque surtout il est d'un intérêt public d'étendre les bienfaits de la nouvelle médication et d'en démontrer l'incontestable utilité, nous acceptons, pour notre part, le défi qui nous es adressé. Nous joignons nos instances à celles de l'éloquent professeur, et nous venons vous demander d'accueillir favorablement sa proposition.

« Nous avons d'autant plus à cœur de relever ce défi que nous avons été, vous le savez, Monsieur le Directeur, repoussés des concours pour le bureau central, par une opposition persistante et systématique contre laquelle nous avons dû protester publiquement. Notre crime alors était d'avoir embrassé, dans une certaine mesure, la défense de la médication homœopathique. Notre plus grand désir, aujourd'hui, serait de démontrer une vérité thérapeutique à laquelle nous avons sacrifié notre avenir dans les hôpitaux.

« Daignez agréer, Monsieur le Directeur général, l'hommage du respect avec lequel nous avons l'honneur d'être vos très-humbles et très-obéissants serviteurs, anciens internes des hôpitaux, soussignés,

« F. Gabalda, Alph. Milcent, P. Jousset, F. Frédault, P. Champeaux, J. Davasse.

« Paris, le 28 décembre 1858. »

(Extrait de l'*Art médical*, t. IX, p. 69.)

Cette lettre est restée sans réponse.— A celle de M. Gastier, M. Bouillaud répondit, tout en maintenant sa proposition, qu'il était impuissant à la réaliser, et engageait M. Gastier à s'adresser à l'Académie de médecine. Celui-ci écrivit à l'Académie, mais sa lettre fut passée sou s silence.

dant d'une manière positive que les homœopathes n'ont jamais déserté le terrain de l'expérimentation, nous rappellerons que pendant quatorze ans, J.-P. Tessier a pratiqué publiquement l'homœopathie dans les hôpitaux de Paris, et que sur ce terrain, ainsi que cela a été établi au commencement de ce mémoire, l'homœopathie a démontré son incontestable supériorité par une mortalité inférieure d'un 1/4 ou de 25 0/0 à celle des services allopathiques du même hôpital.

Ici, nous adressant à tous les savants et à M. Dumas, qui tient une si haute place parmi eux, nous ferons remarquer quelle grave responsabilité devant l'histoire ont assumée les académies et la Faculté au sujet de cette longue et consciencieuse expérience dédaignée par elles. Si on était venu dire à l'Institut qu'un nouveau procédé d'analyse chimique avait été découvert, qu'il était en plein exercice aux extrémités du monde civilisé, et qu'il donnait des résultats considérables, l'Institut se serait hâté de nommer une commission pour examiner ce fait nouveau: et M. Dumas, usant de sa haute influence, aurait fait envoyer dans ces pays lointains un savant chargé d'examiner la découverte et d'en rendre compte à la docte compagnie. Eh bien, l'homœopathie, c'est-à-dire tout un nouveau système thérapeutique, après avoir fait tout au moins beaucoup de bruit dans le monde, sort de la pratique privée pour s'exposer, pendant de longues années, au grand jour de la pratique nosocomiale; et vous tous, académiciens, professeurs, qui, vous l'avez prouvé, haïssez l'homœopathie autant que vous la craignez, et qui avez tant de fois fait preuve d'intolérance envers ses disciples, quand l'occasion se présente si belle de démontrer à tous les yeux qu'il n'y a là qu'une erreur thérapeutique, vous restez immobiles sur vos fauteuils académiques et dans vos chaires! Qui vous empêchait, comme l'invitation vous en a été faite, puis le défi porté, de nommer une commission qui, suivant le service de J.-P. Tessier et recueillant les observations, fût venu enfin donner une solution positive à ce problème si important de la thérapeutique nouvelle? Ah! on vous l'a dit déjà, vous vous êtes abstenus parce que vous aviez peur; vos renseignements particuliers ne vous laissaient pas ignorer que l'on guérissait au moins aussi bien dans le service de J.-P. Tessier que dans les autres, vous saviez à quoi vous en tenir sur toutes les calomnies accumulées contre ce chef de service, vous aviez donc peur de constater un succès, et vous vous êtes abstenus!

On le voit donc, nous ne redoutons ni l'expérimentation physiologique, ni l'expérimentation clinique, et la demande que nous faisons d'un service public dans les hôpitanx est une preuve nouvelle de la confiance que nous avons dans notre thérapeutique; car, qui l'ignore, les succès des méthodes décevantes qui font vivre le charlatanisme ne supportent pas le grand jour de la pratique dans les hôpitaux.

Que dirons-nous de cette objection, tirée de la quantité prodigieuse de liquide nécessaire pour élever une goutte de médicament à la 30e dilution? Que c'est une objection à l'usage des naïfs et des niais, et que nous nous étonnons de la rencontrer dans la bouche du savant orateur du Sénat. On s'est amusé à calculer combien il faudrait de liquide pour élever chaque goutte de chaque dilution jusqu'à la 30e dilution, et on est arrivé, paraît-il, à un volume de liquide gros comme notre système planétaire. Ceci rappelle l'histoire du philosophe indou qui avait demandé pour sa récompense un grain de froment sur la première case de l'échiquier, deux sur la deuxième, quatre sur la troisième, et ainsi de suite. On sait que tout calcul fait, les grains de froment ainsi multipliés, formaient une pyramide immense qui avait pour base toute la surface de la terre. Ce sont là des *curiosités* mathématiques, et voilà tout; mais malheureusement il y a des gens qui prennent cela au sérieux, et en concluent qu'il est impossible de préparer la 30e dilution, parce que les *savants* ont déclaré qu'il fallait, pour cette opération, un volume de liquide représenté par une sphère s'étendant de la terre à Neptune. Pour rassurer ces esprits timorés, nous leur dirons qu'il faut 150 grammes de liquide, ni plus ni moins, pour préparer la 30e dilution. M. le professeur Imbert-Gourbeyre a bien voulu faire ces calculs, que nous rapportons aux pièces justificatives (1).

(1) « Eh bien, messieurs, voulez-vous savoir maintenant à quoi se réduisent ces quantités de liquide nécessaires aux dilutions, que l'on a comparées à l'eau de la Seine, de la mer Noire, de l'Océan, et même à l'ensemble incommensurable de tous les mondes ?

« Toute l'eau de la mer Noire que l'on dit nécessaire pour faire la 11e dilution, se réduit à un tiers de verre, à 55 grammes d'eau, par la simple raison qu'on n'emploie à chaque dilution que 5 grammes de liquide, comme je viens de vous le faire voir, et par la simple raison encore que 11 fois 5 grammes ne font que 55 grammes.

« Ces 240,000 soleils remplis d'eau qu'il faudrait employer pour la 20e dilution, se réduisent à 100 grammes d'eau, ce qui ne fait pas même un verre, parce que dans tous les pays éclairés par ces soleils, 5 fois 20 font 100, et pas davantage.

« Cette quantité d'eau incommensurable, que l'on a comparée à l'ensemble des mondes, et qui, d'après les adversaires de l'homœopathie, devrait être employée pour arriver à la 30e dilution, savez-vous encore à quoi elle se réduit? A ce verre d'eau, dans lequel j'ai mesuré exactement 150 grammes, et toujours par la même raison arithmétique, parce que 30 fois 5 grammes d'eau employés à chaque dilution ne donnent que 150 grammes de liquide. Et voilà comment tous ces fleuves, toutes ces mers, tous ces mondes imaginés par les hauts et petits barons de la science, viennent se noyer dans un verre d'eau. » (*Lectures publiques sur l'homœopathie*, p. 168.)

III

ACCUSATION PORTÉE CONTRE LES HOMŒOPATHES DE FAIRE, SUIVANT LEUR INTÉRÊT, L'UNE ET L'AUTRE MÉDECINE.

Cet argument est celui qui a sur la généralité des médecins la plus grande influence, parce qu'il leur explique les succès de l'homœopathie tout en niant l'efficacité des globules. Voici cette objection dans toute sa force :

Les homœopathes font habituellement de l'expectation pure, et dans les cas graves, sous prétexte d'éclectisme, ils font de l'allopathie.

M. Dumas ajoute à cet argument une erreur matérielle et une injure : l'erreur matérielle c'est d'attribuer à Hahnemann le précepte de faire de l'allopathie dans les cas graves ; l'injure c'est d'expliquer par un intérêt de clientèle la pratique d'un certain nombre de médecins qui ne sont point homœopathes exclusifs (1).

L'homœopathie n'est donc, suivant nos adversaires, qu'une expectation déguisée et palliée par de l'allopathie faite à propos.

Cet argument est double : d'abord l'homœopathie n'est que de l'expectation, de plus cette expectation est remplacée dans les cas graves par l'allopathie. Examinons donc séparément ces deux propositions.

1° L'homœopathie n'est-elle que de l'expectation ? Voici comment se formule le débat contradictoire : nos adversaires disent que les doses infinitésimales contiennent trop peu de substances médicamenteuses pour

(1) *Moniteur*, *loc. cit.*

avoir une action quelconque, qu'elles sont inertes, que les prescrivant, nous faisons de l'expectation.

A quoi nous répondons que l'expérimentation physiologique et l'observation clinique nous ont démontré d'une manière positive l'efficacité des doses infinitésimales.

Ainsi, nos adversaires nient l'action des globules en vertu d'une répugnance de leur esprit à croire que des doses si petites puissent avoir une action quelconque. Nous, nous basons notre affirmation de l'action des globules sur des expérimentations physiologiques et sur l'expérience clinique, ce qui est déjà une forte présomption en notre faveur ; mais il y a encore d'autres preuve.

Les adversaires de l'homœopathie ont essayé de démontrer d'une manière indirecte que ses succès étaient dus à l'expectation pure ; et comme cette démonstration a tourné contre eux, elle vient naturellement à l'appui de notre défense. Ces médecins, au lieu de vérifier par l'expérimentation et l'observation la valeur des doses infinitésimales, ont trouvé plus commode de faire eux-mêmes de l'expectation pure, ils espéraient démontrer ainsi que les maladies guérissaient toutes seules et que guérissant toutes seules, il n'était pas difficile d'obtenir de grands succès avec des globules inertes. Oui, cette expérimentation que M. Dumas disait nécessaire, mais qu'il flétrissait en même temps comme criminelle (1), a été faite. Elle a été faite sur une large

(1) M. Dumas : « Il faudrait avoir une population qui ne fît pas de remèdes, et dans laquelle on observerait des maladies dans leur cours naturel, et en les laissant à elles-mêmes, cette population normale pourrait donner des résultats qui serviraient pour toutes les autres populations chez lesquelles des médicaments sont employés ; et l'on apprendrait ainsi la part qui revient à chaque médication.

Mais ce n'est pas possible ; on ne traite pas ainsi l'espèce humaine ; on lui donne et on doit lui donner les soins que la conscience et les

échelle, dans plusieurs hôpitaux d'Allemagne, et des centaines de malades, atteints de pneumonie, sont morts victimes de ces expériences coupables (1).

Mais nos adversaires ont été trompés dans leur attente, après un premier succès relatif, dû à une série de cas bénins, ils sont arrivés à une mortalité s'élevant jusqu'à 31 pour 100 dans la pneumonie.

Si donc l'expérimentation pure donne jusqu'à 31 morts sur 100 malades atteints de pneumonie et si l'homœopathie n'a jamais perdu plus de 8 pour 100 dans la même maladie (elle a souvent perdu moins), l'homœopathie n'est donc pas de l'expectation pure. Rappelons encore les succès obtenus à l'hôpital Sainte-Marguerite, succès constatés par une statistique officielle donnée plus haut, et concluons que si l'homœopathie était de l'expectation, l'allopathie ne serait qu'une science dérisoire, cruelle et plus meurtrière que la maladie elle-même.

Non, l'homœopathie n'est point de l'expectation, et nous nous faisons fort de le démontrer à tout médecin

lumières permettent et obligent d'employer ; mais il reste toujours des doutes très-importants et très-cruels, quand il s'agit d'apprécier les effets de la médecine ; on se demande ce qui serait arrivé si le malade eût été abandonné à lui-même ? (*Moniteur*, *loc. cit.*)

(1) Voici les chiffres de ces tristes expérimentations :

Dr Dielt :	7,4 pour 100 en 1849 ;		
	9,2	—	en 1852 ;
	20,7	—	rapport officiel de 1854.
Dr Bordes :	22,0	—	en 1855.

Dr Schmidt : plus de 23 pour 100.
(*Gazette médicale* de Paris, 20 avril 1859.)

Dr Brandes (de Copenhague) : 31 pour 100.
(Virchow's *Arch.*, XV, 3 und 4 Heft, p. 210.)

On comprend que nous n'acceptions ces chiffres que *sous bénéfice d'inventaire ;* tels qu'ils sont, ils ne prouvent qu'une chose : c'est qu'on meurt dans une proportion énorme (1 pour 3) dans la pneumonie non traitée. (J. Jousset, *Art médical*, 1862.)

qui voudra suivre nos dispensaires; là, sur le terrain des maladies chroniques qui n'ont aucune tendance à une guérison naturelle et qui pour cela sont la vraie pierre de touche de la thérapeutique, il pourra s'assurer de l'action des médicaments à dose infinitésimale.

2° Voici maintenant la seconde proposition: « Les médecins homœopathes font de l'allopathie dans les cas graves. » Posée en ces termes, l'affirmation de nos adversaires est une erreur complète; non, nous ne faisons pas d'allopathie dans les cas graves, seulement un grand nombre de médecins homœopathes administrent des doses fortes dans certains cas déterminés, la fièvre intermittente, par exemple, et font de l'empirisme quand ils se trouvent sur des points encore inexplorés de la matière médicale; or, donner des doses fortes en restant fidèle à la loi de similitude, c'est encore être homœopathe, et faire de l'empirisme dans les cas où la médication positive est insuffisante, c'est subir une nécessité fâcheuse inhérente à une science incomplète encore, mais, nous le répétons, c'est une nécessité de toute pratique médicale.

L'échelle posologique homœopathique s'étend de la 200e dilution et au-dessus jusqu'aux teintures et aux médicaments en nature. Dans cette échelle, la presque universalité des médecins homœopathes choisit de préférence les dilutions moyennes s'étendant de la 3e à la 30e. Un certain nombre accordent plus de valeur aux dilutions très-élevées, à la 200e et au-dessus; d'autres, au contraire, emploient plus souvent les dilutions basses et les médicaments en substance; mais ces derniers rentrent néanmoins dans les rangs des médecins homœopathes, parce que, d'une part, ils ne rejettent pas les doses infinitésimales et que, de l'autre, ils suivent dans l'administration des médicaments la loi de similitude.

On ne peut davantage reprocher aux homœopathes de faire de l'allopathie quand ils font de l'empirisme, c'est-à-dire quand ils prescrivent des médicaments mal connus, les eaux minérales, par exemple, contre des états rebelles jusqu'alors à tout autre traitement.

L'empirisme est une honte pour la médecine, et la gloire de l'homœopathie est précisément d'avoir reculé de beaucoup les barrières de cette méthode et d'avoir fourni les moyens de la faire disparaître en un temps donné.

Comment la réforme de Hahnemann arrivera-t-elle à faire disparaître l'empirisme? En étudiant d'après sa méthode les médicaments nouveaux et les eaux minérales et en concluant de la connaissance de l'action positive de ces eaux et de ces médicaments sur l'homme sain, à leur emploi dans les maladies d'après la loi des semblables.

Si donc nous faisons encore de l'empirisme, c'est parce qu'il existe des médicaments encore mal étudiés; mais cette étude se complète tous les jours, et l'empirisme ne sera bientôt pour nous qu'une méthode très-exceptionnelle applicable seulement aux médicaments nouveaux. Nos adversaires peuvent-ils en dire autant, eux qui ont glorifié l'empirisme et en ont fait le roi de leur thérapeutique (1)?

Maintenant, nous appellera-t-on allopathes, quand nous appliquons la *loi des contraires* là où seule cette loi est applicable, comme dans les lésions chirurgicales, les empoisonnements et les maladies parasitaires? Soit,

(1) Trousseau, *Leçons sur l'empirisme.*

nous acceptons cette accusation, et nous avouerons volontiers que nous n'avons pas la prétention de réduire une luxation ou une fracture avec des globules, ni de neutraliser de hautes doses d'arsenic avec des doses infinitésimales. Mais le désordre traumatique étant réparé, le poison étant évacué ou neutralisé, il reste alors des souffrances diverses qui rentrent dans le domaine de l'homœopathie.

Pour achever de résoudre cette question difficile et pour annihiler complétement sa valeur comme argument contre l'homœopathie, il est nécessaire de rechercher quelle est la proportion des cas dans lesquels la plupart des homœopathes ont l'habitude d'employer des doses fortes. C'est un calcul difficile à faire, parce qu'il touche à la clientèle privée ; cependant, nous avons les renseignements suffisants pour affirmer qu'en France cette proportion est extrêmement minime. J.-P. Tessier qui, à côté de la méthode homœopathique, admettait plusieurs sortes de médications et prescrivait les médicaments à toutes doses, s'en tenait néanmoins dans l'immense majorité des cas aux dilutions moyennes. La pharmacie homœopathique, que lui avait fournie M. Catellan pour le service de l'hôpital, contenait des dilutions liquides et des globules, mais c'étaient les globules de la 12e et de la 30e dilution qu'il faisait renouveler le plus souvent. Si nous avions à notre disposition les cahiers de visites, nous établirions rigoureusement que J.-P. Tessier se servait presque exclusivement de globules ; du reste, à défaut de ce renseignement, nous en avons un autre également officiel, c'est le chiffre des économies obtenues sur la pharmacie ordinaire. Dans le service des médecins allopathes, le chiffre de la dépense des médicaments s'élevait à 23,000 fr. par an, tandis que dans celui de J.-P. Tessier, qui cependant contenait plus de malades, ce chiffre atteignait à peine 300 fr. (1).

Dans nos dispensaires, on a constaté que les ordonnances prescrivant des teintures étaient dans une proportion inférieure à 1 p. 100 par rapport à celles qui prescrivaient des globules.

Maintenant, si pour ajouter à toutes ces preuves on consulte les traités de médecine pratique et les recueils périodiques de notre école, on se convaincra aisément que nous avons raison de dire que l'emploi des médicaments à forte dose constitue une exception chez les médecins homœopathes.

Enfin, il y a dans la pratique de la médecine des difficultés considérables, dont heureusement pour lui M. Dumas ne se doute guère, ces difficultés expliquent certaines dérogations aux lois de la thérapeutique homœopathique; ce sont les cas désespérés et incurables. Eh bien! devant ces cas, il y a des médecins qui ne savent jamais s'avouer qu'il n'y a plus rien à faire. Ce défaut de jugement les pousse alors à rechercher dans une pratique quelconque, allopathique ou autre, des secours presque toujours inutiles.

En résumé, il n'est pas permis de dire que les homœopathes font habituellement de l'expectation, puisqu'il est démontré que leur médication réussit là où l'expectation pure a échoué, et qu'ils font de l'allopathie dans les cas graves, puisque nous avons fait voir que ce n'était point la gravité des cas, mais bien plutôt leur spécialité qui déterminait l'administration des hautes doses. Nous pouvons ajouter que c'est précisément dans les maladies les plus graves, comme le choléra, la fièvre

(1) Statistique de l'hôpital Sainte-Marguerite, déjà citée.

typhoïde, la dysentérie, les fièvres éruptives, la pneumonie, etc., que l'homœopathie a le plus de succès, et cependant, dans ces cas, pour la plupart des médecins homœopathes, les médicaments dilués suffisent pour obtenir la guérison.

V

Après avoir répondu à toutes les objections scientifiques formulées contre la création d'hôpitaux homœopathiques, nous voulons recueillir, en terminant, les paroles suivantes de M. le procureur général Dupin :

« Je conviens que l'État ne doit patronner aucun système scientifique : il n'y a pas de médecine officielle.

« Mais, en présence de la médecine établie, telle que nous la connaissons, et de cette autre médecine qui fait effort pour se singulariser, je me demande s'il y a deux médecines? Il me semble que non, et qu'en présence de toutes les qualifications qu'on s'attribue, il n'y a toujours qu'une médecine qui est l'art de guérir avec plus ou moins d'habileté, plus ou moins de bonheur, avec des résultats plus ou moins satisfaisants. Il n'y a toujours qu'une médecine. Est-ce qu'il y a par hasard deux espèces de corps humains ? deux espèces d'anatomie, de physiologie ? Est-ce qu'il y a deux espèces de botanique ou d'histoire naturelle pour connaître les propriétés des plantes, ou, pour rentrer dans le sujet de la pétition (1), les propriétés des métaux et des poisons ?

« De tout temps, il y a eu des systèmes différents entre les médecins. Dès l'origine de la médecine on a vu allé-

(1) M. Dupin croit-il que l'homœopathie n'emploie pas les végétaux, et ne se sert que des *métaux* et des *poisons*?

guer(1) : « Hippocrate dit oui, Galien dit non. » Mais les amis d'Hippocrate n'ont pas demandé aux gens d'Athènes de décréter qu'il y aurait une médecine hippocratique, en opposition avec ceux qui auraient apparemment demandé qu'il y eût une médecine de Galien.

« On a laissé chacun profiter de la science de ces deux grands médecins, en composer un éclectisme qui s'est enrichi de ce qu'il y avait de bien dans chaque système, et qui a abandonné successivement ce que l'expérience n'avait pas confirmé.

« A chaque nouvelle découverte, la science s'est enrichie de ce qui lui convenait, ou s'est dépouillée de ce qui ne lui convenait pas ; mais enfin on n'a pas considéré cela comme constituant une nouvelle espèce de médecine. »

M. Dupin a raison ; le sujet d'étude de la médecine est un : c'est l'homme malade ; et il ne devrait y avoir qu'une seule médecine. Mais M. le procureur général sait bien qu'il y en a plusieurs, ou du moins que dans la pratique, les procédés varient en médecine, comme dans tous les arts, car il ajoute : Hippocrate dit *oui*, et Galien dit *non*. Il y a donc, tout au moins, des *hippocratistes* et des *galénistes*, sans compter les innombrables écoles qui se rattachent de près ou de loin aux deux pères de la médecine.

« Mais, dit encore M. Dupin, jamais les médecins d'Athènes n'ont demandé de décréter qu'il y aurait une médecine *hippocratique* en opposition avec celle de Galien. »

Eh ! qui demande de décréter qu'il y a une médecine

(1) M. Dupin se trompe : on n'a pu alléguer cela *dès l'origine de la médecine*, Hippocrate étant né 460 avant J.-C. et Galien 131 ans après, c'est-à-dire à près de 600 ans d'intervalle.

homœopathique en opposition avec la médecine allopathique ?

Ce que nous demandons, c'est que dans cette recherche si difficile de la vérité thérapeutique, il y ait une liberté entière, et que toute une catégorie de médecins ne soit pas proscrite des hôpitaux, des facultés et des académies, parce que ces médecins professent d'autres doctrines et d'autres méthodes que celles qui sont enseignées officiellement ; nous demandons à ne pas être traités comme des parias et des excommuniés, parce que nous prescrivons des médicaments à doses infinitésimales. Nous protestons enfin contre cette intolérance incroyable qui va jusqu'à faire d'une question de posologie une question d'honneur professionnel !

Ah ! l'État ne reconnaît pas de médecine officielle ! mais c'est ce que nous demandons ; c'est ce qui devrait être et ce qui n'est pas : les facultés, les académies, les jurys des concours reconnaissent une médecine officielle, au nom de laquelle ils repoussent systématiquement tous les médecins suspects d'homœopathie ; et l'*Administration de l'Assistance publique* s'unit maintenant aux médecins pour proscrire à tout jamais la réforme de Hahnemann. Or, nous l'avons démontré par des documents authentiques, cette présomption ne s'appuie que sur une animosité aveugle et systématique, car les *faits regrettables* dont a parlé M. Dumas, et les *faits déplorables* sur lesquels M. Dupin a basé toute son argumentation, sont des *faits controuvés*.

C'est grâce à ces hostilités, à ces exclusions, à ces divisions que la séparation regrettable entre les médecins est de plus en plus tranchée. Ce n'est pas à nous que le tort en doit être imputé. On nous a repoussés, on nous a exclus, et, malgré notre désir sincère de rapprochement et de conciliation, on nous a parqués dans une catégorie réprouvée, on nous a mis hors la loi.

C'est précisément contre cette situation que nous protestons. Vous dites qu'il n'y a qu'une médecine, soit; mais alors pourquoi nous en séparez-vous, nous en chassez-vous? Vous dites qu'il n'y a pas de médecine officielle, soit encore (notre vœu le plus cher c'est qu'il en soit ainsi); mais qu'on le prouve donc en nous donnant la liberté et l'égalité, moins que cela, une petite place sur le terrain des hôpitaux. De cette façon, il sera désormais démontré que l'État, s'élevant au-dessus des discussions scientifiques, n'épouse aucun système, ne se préoccupe que des intérêts généraux de l'humanité et sait faire respecter les droits légitimes des minorités contre les majorités oppressives.

CONCLUSION

De tout ce qui précède il résulte, jusqu'à l'évidence :

Que les objections contre l'homœopathie et son introduction dans les hôpitaux sont sans fondement sérieux;

Que les faits invoqués sont controuvés ou dénaturés;

Que l'expérience est favorable; que la raison n'est pas contraire; que la science de bonne foi y incline; que la charité et la justice enfin reconnaissent cette légitime prétention de tout homme à ne remettre ce qu'il a de plus précieux, c'est-à-dire sa santé, sa vie, qu'à des soins qui lui inspirent confiance.

En effet, l'homœopathie, — ses plus autorisés, ses plus constants adversaires le reconnaissent (1), — a donné à la thérapeutique plus de précision, des connaissances plus étendues; elle a appelé l'attention sur *des médicaments trop ignorés en France.* Elle a détrôné les fortes doses, rendu la médecine plus facile, plus agréable et sans danger. Elle a donné des règles sûres, une méthode scientifique et morale à l'expérimentation (2). Elle a fixé une loi à l'administration des médicaments; l'art de guérir lui doit des principes et une méthode qui ne laissent pas de place à l'arbitraire (3).

Quand elle a pu pénétrer dans les hôpitaux, l'ho-

(1) Voy. plus haut les aveux échappés à Hufeland, à MM. Trousseau et Pidoux, etc.

(2) Toujours sur l'homme sain et de son plein consentement.

(3) La loi du *similia similibus* a mis fin à ce *chaos* de la thérapeutique

mœopathie y a donné un mortalité moindre, des guérisons plus rapides, une grande économie, la possibilité de traiter plus de malades dans un temps et un espace donnés.

Elle a donc apporté le *progrès*. Qu'on lui donne au moins la *liberté*. Voilà ce qu'elle réclame, non-seulement dans la pratique privée, mais sur le terrain des hôpitaux dont elle est iniquement bannie.

Un seul obstacle sérieux subsiste, il faut le reconnaître, c'est la loi qui met le concours pour condition de l'admission des médecins dans les hôpitaux (1), et le fait de la coalition qui a transformé cette salutaire disposition en une arme sourde, mais sûre et irrésistible, contre les médecins dits homœopathes.

Modifier la loi, changer le fait, nous ne le pouvons; mais la chose est possible, puisqu'elle est juste, aux dépositaires des pouvoirs publics; voilà pourquoi nous nous adressons à leur justice, à leur autorité; voilà pourquoi nous avons dû saisir l'opinion de cette grave question.

Elle est insoluble, en effet, sans l'intervention du pouvoir; car la liberté de fonder et d'ouvrir un hôpital — supposé qu'on en eût les moyens matériels (2) — n'est pas complète à Paris, vis-à-vis de l'Assistance publique,

dont ont gémi tous les grands médecins jusqu'à Bichat et jusqu'à nos adversaires eux-mêmes.

(1) Loi de 1849.

(2) Et sur ce point, nous faisons un appel énergique à la charité publique et privée. Qu'on donne à l'homœopathie les moyens d'établir un hôpital; les difficultés seront plus faciles à vaincre. Qu'un généreux donateur laisse un legs même à l'Assistance publique, à la charge d'ouvrir un hôpital à l'homœopathie; la résistance administrative tombera forcément devant l'odieux d'un refus. Il y a là un grand progrès à accomplir, une grande œuvre à fonder. Que Dieu veuille en donner l'intelligence et le désir à nos concitoyens !

qui peut intervenir, et l'on sait maintenant si elle est impartiale dans la question actuelle.

Il y a donc là un problème à résoudre, au-dessus des forces du dévouement ou de la charité privés. Pour nous, nous avons fait et nous sommes prêts à faire encore tout ce qui est humainement possible. Ce qui reste à accomplir dépasse nos moyens d'action. C'est pour cela que nous nous adressons à notre pays, et, s'il le faut, au chef de l'État, « à l'Empereur, protecteur éclairé de tous les progrès » (1).

Il s'agit, en effet, d'une innovation utile, nécessaire, justement réclamée, digne enfin de l'intelligente initiative d'un gouvernement soucieux des légitimes intérêts et des droits des classes pauvres.

Telle est la conviction profonde, réfléchie, absolument désintéressée des médecins soussignés (2) :

Andron (de Saint-Saurin).
Arnaud.
Arréat (d'Aix).
Bertrand de Namps.
Blot.
De Boissy Dubois (de Marseille).
Bonnard.
Bordet.
Bourges (de Bordeaux).
Bourgeois (de Tourcoing).
Boyer.
Brazier.
Brou (de Maisons-Laffitte).
Buchlé.
Cabarrus.
Carrier.
Castaing (de Toulouse).

(1) Toast porté au banquet anniversaire de la naissance de Hahnemann, en 1864, par le Dr Cabarrus.

(2) Au nom d'un grand nombre de leurs confrères que des considérations particulières ont empêché de signer.

Catala.
Cavanhac (de Villefranche).
Chazal (de Lyon).
Cottin (de Prestigné).
De Chalus (de Bazouches).
Chanet.
Chatain (d'Autun).
Chaigneau (de Fontenay-le-Comte).
Chancerel père.
Chancerel fils.
Champeaux.
Chapiel (de Bordeaux).
Charrappin (de Bordeaux).
Chargé.
Chatelain (de Chaumont).
Chauvet (de Tours).
Cornu (de Pau).
Cramoisy.
Cretin.
Davasse.
Davet de Beaurepaire.
Davet de Bennery.
Delavallade (d'Aubusson).
Dervillez.
Desauche.
Deschamps (de Thorigny-sur-Vire).
Desermeaux.
Desprez.
Desterne.
Didier-Mercier.
Dours (d'Amiens).
Dubois (de Saujon).
Ducrot (de Bourges).
Dumoutier.
Dupuy (de l'Ile-Adam).
Escallier.
Emery (de Lyon).
Espanet.
Frédault.
Frestier (de Lyon).
Gachassin (de Toulouse).
Gailhard (de Marseille).
Gallavardin (de Lyon).
Gastier.
Gillet (de Marseille).
Gonnard.
Gontry (de Romange).
Granier (de Nîmes).
Hermel.
Houat.
Hureau.
Huvet.
Imbert-Gourbeyre (de Clermont-Ferrand).
Jarh.
Jounin.
Jousset.
Juvin (de Grenoble).
Labrunne (de Besançon).
Lalung de Férol (de Saint-Brieuc).
Lambert (de Sens).
Landry.
De Latremlaye (de Tours).
Leaux (d'Aigreville).
Leblanc (de Bordeaux).

Leboucher.
Lecorney (d'Alençon).
Lefebvre (du Havre).
Lenglet (de Bordeaux).
Leydet (de Montflanquin).
Léon Simon père.
Léon Simon fils.
Lembert (de Lyon).
Lethière.
Liagre (de Roubaix).
Love.
Mailliot.
Malapert de Peux (de Lille).
Martineau (de Clairac).
Masclary (de Nîmes).
Mavergnier (de Limoges).
Mesclin (de Badevel).
Milcent.
Molin.
De Monestrol.
Montalembert (d'Angoulême).
Noack père (de Lyon).
Noack fils (de Lyon).
Oriard.
Ozanam.
Pansin (d'Aramon).
Penoyé.
Perry.
Perrussel.
Pitet.
Rafinesque.
Rasse (de Saint-Honoré-les-Bains).
Raynaud (de Marseille).
Richard (de Nantes).
Rigaud (de la Charente-Inférieure).
Rondet.
Roussseau (de Chouzé).
Roux (de Cette).
Sebe (de Toulouse).
Secretain.
Serrand.
Servan (de Lyon).
Siméon.
Sollier père (de Marseille).
Soudan (du Havre).
Tardieu (de Saint-Étienne).
Teste.
Thevenin - Conquerel (de Compte-sur-Lot).
Turrel (de Toulon).
Vandeper (de Sèvres).

PARIS. — IMPRIMERIE DE A. PARENT, RUE MONSIEUR-LE-PRINCE, 31.

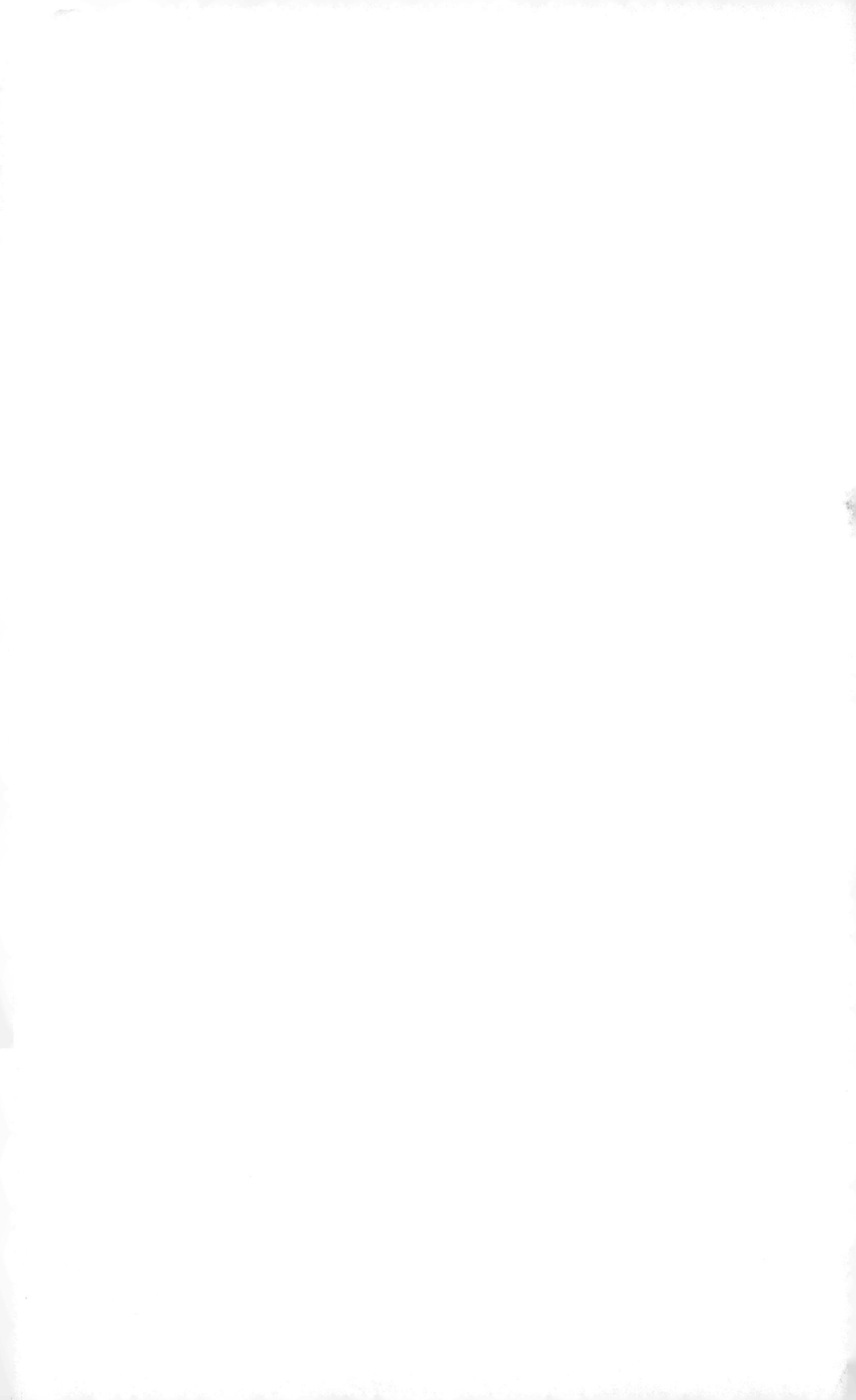

www.ingramcontent.com/pod-product-compliance
Ingram Content Group UK Ltd.
Pitfield, Milton Keynes, MK11 3LW, UK
UKHW020931180726
13838UKWH00002B/889